1 MONTH OF FREE READING

at

www.ForgottenBooks.com

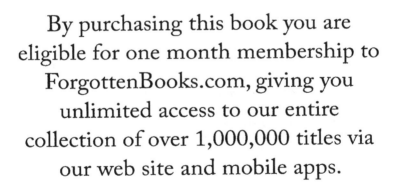

By purchasing this book you are eligible for one month membership to ForgottenBooks.com, giving you unlimited access to our entire collection of over 1,000,000 titles via our web site and mobile apps.

To claim your free month visit:

www.forgottenbooks.com/free1236519

ISBN 978-0-332-73941-0
PIBN 11236519

This book is a reproduction of an important historical work. Forgotten Books uses
state-of-the-art technology to digitally reconstruct the work, preserving the original format
whilst repairing imperfections present in the aged copy. In rare cases, an imperfection in
the original, such as a blemish or missing page, may be replicated in our edition. We do,
however, repair the vast majority of imperfections successfully; any imperfections that
remain are intentionally left to preserve the state of such historical works.

GUIDE

HOMŒOPATHIQUE

DOMESTIQUE

A L'USAGE DES FAMILLES

Par le Dr R. NOACK fils.

LYON

IMPRIMERIE TYPOGRAPHIQUE DE C. JAILLET

Rue Mercière, 92.

—

1865

AVANT-PROPOS

On a fait aux auteurs qui se sont proposé de mettre entre les mains des gens du monde, des livres destinés à les guider dans le traitement homœopathique des maladies les plus communes, deux objections sérieuses que voici :

On a d'abord soutenu (comme par exemple M. le docteur Bron, dans la *Revue internationale*, rédigée par M. le docteur Inez), que la doctrine de Hahnemann vulgarisée et mise à la portée de tous, était descendue de la hauteur qu'elle méritait d'occuper et perdait ainsi de son prestige ; de là des récriminations contre tous ceux qui ont rédigé des guides, des manuels, des *vade mecum*, etc.

On a objecté, en second lieu, le grand nombre de publications populaires sur ce sujet déjà produites et répandues partout.

Qu'il me soit permis de réfuter ces deux griefs par quelques mots qui serviront en même temps de lettre d'introduction à ce modeste ouvrage.

Les livres populaires sur la médecine sont-ils superflus? Certainement non. Parmi tant de connaissances intéressant directement la vie journalière dans n'importe quelle position sociale, les notions générales sur la médecine pratique sont non seulement désirables, mais trouvent principalement leur application.

De nos jours où chacun recherche avec avidité l'enseignement même des choses abstraites, la médecine dont tout le monde profite a le droit de se mettre au premier rang. Il y a en effet peu de branches des connaissances humaines dans lesquelles il existe autant de

171291

préjugés, de faux points de vue et d'erreurs. Les livres qui en traitent superficiellement ne sont donc nullement de trop.

Mais ces livres sont-ils indispensables? Certainement non, si l'on doit répondre d'une manière absolue. Les circonstances cependant peuvent évidemment les rendre tels. Il y a des occasions dans lesquelles il devient difficile sinon impossible de réclamer les conseils et les secours d'un médecin. Ces circonstances se rencontrent tous les jours et partout, en ville, à la campagne, sur mer et sur terre. C'est alors que rien ne peut remplacer un guide bien conditionné.

Enfin, demande-t-on, ces livres sont-ils utiles? Tout dépend des qualités propres de l'ouvrage. Un guide bien fait et basé d'un côté sur une expérience mûre et éprouvée, et de l'autre sur une connaissance exacte des besoins de la cause ne pourra que remplir le but désiré.

Les conditions qu'il doit présenter sont multiples. La vérité scientifique écartant les hypothèses, les doutes, les équivoques, les phrases sans but réel et pratique; la correction, la clarté et la netteté du style, la précision des détails, qui doivent néanmoins rester saisissables pour chaque intelligence, de sorte que celui qui cherche, ne puisse demeurer dans le doute, voilà les bases sur lesquelles il faut édifier.

Mais ce qui est indispensable, c'est la sobriété dans le choix des médicaments en même temps que l'exactitude de leurs indications les plus précises : une simple nomenclature entraîne le malade aux essais sans réflexion et par suite à l'insuccès. Quelques remèdes bien connus et bien choisis rendent des services plus profitables que la demi-connaissance de beaucoup de moyens dont on ne saurait jamais trouver l'application opportune. C'est en ce sens que Stahl a eu raison de dire que le jeune médecin a cent médicaments contre une maladie, et le vieux praticien un médicament contre cent maladies. Je soutiens que ce principe s'applique même à l'homœopathie.

Or, parmi les différentes éditions de guides domestiques et autres publications de cette espèce, il y en a-t-il qui répondent complètement à ces exigences? Il m'a semblé que non, du moins à en juger d'après ce que nous offre la littérature française; et ce qui est digne de remarque, ce sont les malades eux-mêmes qui désignent les imperfections des livres existants.

Ce n'est pas le lieu d'entamer une critique de ce qui a paru de semblable à mon livre. Je laisse à chaque publication son mérite, et tout ce que je désire, c'est d'occuper une place honorable parmi les auteurs déjà connus.

Voulant être sincèrement et simplement utile, je ne me suis pas abandonné à mes propres inspirations et j'ai cru devoir consulter certaines publications du genre avec autant de discernement que possible. Parmi elles, je citerai surtout celles des docteurs C. Müller, Altschul, Hirschel, etc., qui ont eu un si légitime succès en Allemagne.

Mon livre, comme ses semblables, je le déclare d'avance, doit être consulté non pour rendre le médecin inutile, mais seulement pour le remplacer dans les circonstances impérieuses et plus ou moins imprévues. Le seul souhait que j'aie à former, c'est qu'il le soit avec réflexion et attention, afin qu'on puisse s'en servir avec profit.

Rodolphe NOACK.

Juin 1865.

INDICATIONS

SUR LA

MANIÈRE DE FAIRE USAGE DE CE LIVRE

I. Pour trouver les indications relatives au traitement d'une maladie donnée, cherchez dans la table des matières placée à la fin du volume le nom de cette maladie ; s'il manque, c'est que l'auteur n'a pas jugé à propos d'en parler, un médecin seul pouvant être à même de la traiter convenablement.

II. Parcourez chaque fois et *complètement* tout ce qui a été dit au sujet de cette maladie ; relisez avec soin les symptômes propres à chaque médicament et comparez avec eux ceux que présente le malade lui-même.

Les médicaments les plus importants seront imprimés en lettres *grasses*, les autres en lettres *italiques*.

On n'aura pas à s'inquiéter du choix des dilutions, la liste des médicaments ainsi que le chiffre de leur dilution étant indiqués en tête de l'ouvrage et les pharmacies composées d'après elle. Il n'est du reste pas nécessaire de s'en tenir strictement à la dilution marquée dans l'ouvrage ; on peut même préférablement donner les remèdes à une ou deux dilutions plus élevées, c'est-à-dire *plus faibles* qu'ils ne sont indiqués.

Quant à la répétition des doses, on n'aura qu'à relire le chapitre spécial qui leur a été consacré.

Il en est de même de la préparation des remèdes.

CONTENU DE L'OUVRAGE

PREMIÈRE PARTIE

Cholérine.

Choléra.

Constipations habituelles.
— par inertie de l'intestin.
— par altération du mucus intestinal.
— par contraction des fibres musculaires.
— par congestion de l'intestin.
— hémorrhoïdales.

Hernies.

Symptômes vermineux.

Oxyures vermiculaires.

Lombrics.

Vers solitaires.

Hémorrhoïdes.

Ecoulements sanguins.

Ecoulements purulents.

Tumeurs hémorrhoïdales.

Inflammation des tumeurs.

Etranglement des tumeurs.

Gangrène des tumeurs.

Coliques hémorrhoïdales.

Hygiène des hémorrhoïdaires.

Maladies de la vessie.

Inflammation aiguë.

Inflammation chronique.

Incontinence nocturne des urines.
— — par vers intestinaux.
par constipation habituelle.
par irritation des parties sexuelles.
— — par faiblesse de la vessie.

Troubles de la menstruation, règles.

Manque des règles.

Irrégularité de la répétition des règles.

Irrégularité de la durée et de la quantité des règles.

Irrégularité de la qualité du sang perdu.

Irrégularité quant aux symptômes concomitants.

Hémorrhagies.

Hémorrhagie nasale.

Hémorrhagie des oreilles.
—   de la bouche.
—   pulmonaire.
—   de l'estomac.
—   de la vessie.
—   de la matrice.

DEUXIÈME PARTIE

Fièvres éruptives.
Rougeole.
Roséole.
Scarlatine.
Variole.
Varioloïde.
Varicelle.
Miliaire.
Miliaire rouge.
Miliaire blanche.
Suette.
Fièvre synoche.
Rhumatisme.
Rhumatisme articulaire aigu.
Rhumatisme musculaire, lumbago.
Sciatique rhumatismale.
Rhumatisme noueux.
Rhumatisme vague.
Goutte.
Acrodynie.
Scrofule.
Eruptions cutanées scrofuleuses.
Impétigo.
Eczéma.
Prurigo et lichen.

TROISIÈME PARTIE

INTRODUCTION

CONSIDÉRATIONS GÉNÉRALES

§ I.

Celui qui veut entreprendre de traiter une maladie quelconque, doit être au courant de quelques notions propres à lui donner une idée claire de ce que c'est qu'un organisme, afin qu'il soit à même de juger par là l'importance que l'on doit attacher à un ensemble de circonstances, motivant telle ou telle médication plutôt que telle ou telle autre. C'est à cette intention, qu'en tête de ces considérations se trouve un chapitre spécial que le lecteur ne trouvera sans doute pas superflu.

Prévenir les maladies vaut encore mieux que les guérir ; tel est le but de ce que l'on appelle la *prophylaxie*. Fortifier le corps et mettre, par là même, l'économie à l'abri des causes désorganisatrices, combattre les influences fâcheuses dont nous trouvons les germes en nous, comme dans tout ce qui nous entoure, ce qui est destiné à faire partie intime de nous-mêmes, de ce qui nous fait vivre, en un mot, tel est le but de l'*hygiène ;* une prophylaxie réellement féconde en résultats comporte donc nécessairement une hygiène appropriée. Les individualités sont en effet variables et l'on ne doit jamais oublier qu'avant d'avoir à soigner des maladies, on a à traiter des malades.

Il ne peut être question ici d'étudier tous les agents qui ont de l'influence sur la santé, mais simplement de donner quelques notions générales sur les divers éléments qui entrent en jeu dans leur combinaison intime pour former un individu ; ce sera en même temps indiquer la source des prédispositions morbides et les soins hygiéniques à leur opposer.

Toutefois, parmi ces agents, les aliments que l'on peut modifier à volonté le plus facilement, seront l'objet d'une étude spéciale.

Les constitutions sont *fortes* ou *faibles* ; on ne peut ni les spécifier ni les grouper, mais simplement les apprécier par leur résultat sommaire. Or, cette force relative se révèle dans certaines conditions d'organisation qu'il faut connaître pour que notre appréciation soit juste. Ces conditions sont multiples ; elle tirent leur influence des milieux dans lesquels et aux dépens desquels nous vivons, comme des dispositions que nous avons apportées en naissant et qui dépendent à leur tour de la manière dont nous usons de ces mêmes milieux.

Cette étude doit donc commencer par celle des germes bons ou mauvais que l'éducation peut faire fructifier, ou pervertir à notre avantage ou à notre détriment.

Ces caractères spécifiques de notre économie sont ceux que lui impriment le tempérament, les particularités individuelles, l'âge, le sexe, l'hérédité, l'habitude.

Tempéraments.

Les *tempéraments* sont des différences individuelles dues à une diversité de proportion et d'activité entre les diverses parties de notre corps. De là l'établissement de certains types généraux incontestables ; mais ils sont rarement purs; presque toujours ils se combinent les uns avec les autres pour constituer des composés.

Les tempéraments portent en eux un cachet propre : leur immutabilité ; on peut les modifier, mais jamais les transformer. Quels que soient les efforts de l'art pour opérer des changements dans l'organisme, on voit toujours le tempérament primitif percer et reprendre le dessus.

Quatre types principaux groupent autour d'eux les formes fondamentales des tempéraments.

Tempérament sanguin. Il se caractérise par une complexion saine ; une taille bien proportionnée ; des yeux éveillés, des chairs chaudes, molles ; des cheveux blonds, souples, une démarche rapide, la délicatesse des manières, des attitudes habiles, un esprit éveillé, une voix claire, quoique agréable, une parole prompte, précipitée, une intelligence bonne, de l'invention.

Ce type crée naturellement certaines prédispositions fâcheuses. Ainsi les tempéraments sanguins prédisposent aux inflammations aiguës, aux hémorragies actives par l'impressionnabilité et la mobilité du système sanguin. Mais de là aussi des ressources précieuses, une résolution prompte et facile des maladies, nulle tendance à la chronicité, une convalescence rapide.

Le choix des aliments habituels n'est pas indifférent : la diète végétale, adoucissante, composée de fruits, de légu-

mes, de viandes blanches est particulièrement utile, sans·
être pourtant indispensable.

Tempérament cholérique. Il se caractérise par un visage brunâtre ou rouge, des
yeux ardents, une voix mâle, claire, un peu rapide, des
cheveux durs, foncés, des traits sérieux, vifs, un corps
maigre, des veines développées, une démarche grave, des
chairs fermes et chaudes. Les sujets de ce tempérament
sont impétueux dans leurs affaires, ils ont le sommeil agité,
court; ils ne supportent aucune espèce de contradiction; ils
méprisent les idées des autres; ils sont méfiants, entêtés,
mais discrets et rusés.

Ce tempérament prédispose aux violentes surexcitations,
aux maladies inflammatoires, bilieuses; en général celles
qui apparaissent prennent rapidement ce dernier caractère;
aux rhumatismes, aux dermatoses.

Il faut dans ce cas, comme pour le précédent tempérament, éviter un régime trop animalisé ou trop stimulant,
mais particulièrement user modérément des aliments sucrés
ou qui se convertissent facilement en sucre (féculents, pain,
pommes de terre, haricots, pois.)

Tempérament phlegmatique. Les personnes *phlegmatiques* paraissent toujours endor-
mies; on les tient pour niaises; elles ont la peau pâle et les
cheveux clairs; leurs manières sont guindées; elles sont
paresseuses; leur parole est lente, basse; leur chair molle
et froide; leur sommeil est long, leur démarche lente et né-
gligée; leur mémoire est prompte, mais leur jugement ne
vaut rien.

Ce tempérament prédispose aux flux séreux et muqueux
(catarrhe), aux fièvres intermittentes, à la goutte, aux maladies chroniques par atonie et faiblesse, mais surtout à la
scrofule, ce qui produit alors des ophthalmies chroniques,
des dartres, des abcès froids, des caries osseuses.

Il réclame comme aliments, des viandes rôties, savoureuses. Parmi les végétaux, ce sont les plantes âcres, les substances aromatiques qui seront spécialement utiles. Les farineux non fermentés, les substances grasses, visqueuses, humectantes seront bannies de la nourriture, mais les stimulants seront nécessaires,

Tempérament mélancolique, Les caractères de ce tempérament sont : une peau brunâtre ou pâle, des cheveux foncés, un corps maigre, des rides précoces dans le visage, un regard assoupi et morne, des veines épaisses, des chairs sèches et froides, un visage de mauvaise humeur, pensif, égaré, une parole lente, rude, hésitante. Les sujets mélancoliques sont grossiers vis-à-vis des autres : ils ont la démarche lente, négligente ; ils rient difficilement ; ils sont solitaires, soupçonneux, moqueurs, cachés, rancuniers ; leur mémoire est lente, mais excellente pour l'ensemble. Leur jugement et leur génie sont mauvais. C'est la pire de toutes les complexions. Ce tempérament prédispose à la tristesse, à la mélancolie, à l'hypocondrie, à toutes les maladies chroniques, mais surtout à celles du bas-ventre et en particulier à la constipation.

Le régime doit être très-varié, quoique plutôt nourrissant. Les stimulants sont tout-à-fait nécessaires.

Tempéraments mixtes. Il serait facile de continuer cette description déjà trop longue sans doute et d'exposer les caractères différentiels des mélanges de ces types les plus communs d'ailleurs et les plus propices à la santé. — Toutefois il faut savoir que l'un d'entre eux conserve néanmoins toujours la prépondérance ; il n'y a pas là de neutralisation opérée comme pour les composés chimiques.

Particularités individuelles.

Les *particularités individuelles* reposent sur la connexion des organes entre eux ; elles dépendent de la prépondérance de l'un d'eux aux dépens des autres. Elles se manifestent dans les individus et déterminent, sous l'influence d'une cause unique, des manifestations variables, en vertu de cette loi de notre économie qui appelle sur les organes prédominants les actions morbifiques. De là aussi cettte conséquence souvent fâcheuse :-la perfection de certaines opérations organiques aux dépens d'une autre, ce qui crée alors dans le mélange des tempéraments, des âges, des sexes et des habitudes, ces composés physiologiques constituant des individualités, lesquelles offrent à l'observateur des problèmes compliqués à résoudre et des éléments multiples à démêler. Aussi l'étude des particularités individuelles devient-elle indispensable, si l'on veut coordonner sagement certains phénomènes morbides pour en tirer dans un cas particulier des conséquences pratiques : tel symptôme pouvant être grave ou sérieux chez un sujet et au contraire insignifiant ou secondaire chez un autre.

Des âges.

Il serait difficile de limiter ce sujet, s'il fallait insister sur toutes les prédispositions morbides que créent les divers âges chez l'homme. Ils reposent en effet sur le mouvement de la vie et le développement des organes. Or à chaque période de la vie correspond un état de santé spécial. De là, chez l'enfant; la prépondérance du système sanguin, l'amplitude et l'énergie de la respiration et de la sanguification qui lui est intimément liée et la résistance vitale souvent incroyable aux causes désorganisatrices de la santé.

Dans la période d'état ou l'âge mûr, on observe un temps d'arrêt pendant lequel les fonctions s'accomplissent avec une sage lenteur et une régularité qui ôtent aux individualités leur cachet de dissemblance pour leur donner un type plus uniforme.

Dans la vieillesse ou le déclin de la vie, l'alanguissement des fonctions va s'augmentant et les tissus se détériorent les uns après les autres, pour aboutir enfin à une destruction complète.

De toutes les fonctions organiques ce sont celles de l'assimilation et de la nutrition, qui restent néanmoins les plus vivaces ; aussi voit-on le goût se maintenir à peu près intact et entraîner par là même les vieillards à ces écarts de régime qui leur deviennent souvent si funestes.

On peut grouper les manifestations morbides, prépondérantes dans les différents âges, en disant que l'enfance est prédisposée aux maladies de la tête et du cou, la jeunesse à celles du cœur et de la poitrine, l'âge mûr à celles de l'estomac, la vieillesse enfin à celles du bas-ventre, de telle sorte qu'avec le temps on voit les maladies descendre de la tête aux pieds.

Des sexes.

La division profonde qui sépare l'homme de la femme réside principalement dans la différence des sexes; de là naturellement aussi la source de maladies qui leur seront propres et qui seront liées aux fonctions que chacun d'eux a à remplir. C'est pour la femme surtout que les organes de la génératiou créent des prédispositions morbides entièrement épargnées à l'homme. Il est inutile d'ajouter que par sa nature intime, par la finesse de sa trame organique et l'impressionnabilité de ses sensations, la femme est exposée à subir plus vivement et plus profondément que l'homme l'impression des agents extérieurs ; de là de nouvelles prédispositions qu'il est impossible de poursuivre dans tous leurs détails.

Hérédité.

L'hérédité est la disposition à contracter une maladie transmise par les parents. Comme ce n'est qu'une disposition et non pas une tendance fatale, l'hygiène est toute-puissante pour en conjurer les manifestations.

Le cachet des maladies héréditaires se révèle dans la marche qu'elles affectent, dans la disproportion de leur gravité avec la cause occasionnelle qui a déterminé leur explosion ; elles récidivent en outre facilement d'une manière irrégulière ou par périodes.

Ces quelques notions générales semblent suffisantes pour indiquer l'influence si funeste de l'hérédité dans les causes des maladies ; qu'on sache néanmoins qu'une fois que ces dernières ont éclaté, le pronostic à porter augmente singulièrement de gravité ; car alors il est rare qu'on puisse devenir maître d'accidents qui céderaient facilement sans cette circonstance.

Les individus portant en eux des germes héréditaires sont presque toujours délicats ; on trouvera plus loin quelques notions hygiéniques s'adressant spécialement à eux.

Habitudes.

L'*habitude* est l'exercice répété, soit du même acte, soit de la même sensation. Les habitudes deviennent *morbides* quand apparaissent certaines maladies qui n'excluent pas un état de santé suffisant, ou bien quand certaines maladies ont acquis un droit de domicile et qu'il serait dangereux de les guérir. Les abus, les excès de n'importe quelle fonction donnent le plus souvent lieu à des habitudes morbides ; et de même que les stimulations répétées finissent par exercer sur l'homme qui s'y livre, un empire presque absolu, de même aussi les prédispositions indiquées plus haut finiront par localiser dans les organes surexcités des altérations spéciales : de là des germes nouveaux et souvent permanents de maladies très-graves.

Constitutions.

Pour résumer maintenant en une expression définie toutes ces influences si multiples, qui, chacune en particulier, peuvent tendre à établir de fâcheux effets et qui en se réunissant donnent lieu à une formule générale, dont les divers éléments ont besoin d'être si attentivement scrutés, on aura ce que l'on appelle une *constitution* qui sera *forte* ou *faible*, suivant que prédomineront ou manqueront un certain degré de force physique, une harmonie plus ou moins complète dans le jeu des organes, une somme de résistance aux causes de destruction et des chances de vitalité plus grandes. Les constitutions permettent donc de comparer les individus

entre eux et de cette comparaison peuvent sortir les conséquences les plus importantes pour le choix d'un traitement
approprié ; elle devient ainsi la base de toute saine appréciation médicale.

Les *constitutions robustes* ont besoin de peu d'éléments
pour se maintenir à un certain niveau ; tout dépend alors du
genre de de vie mené. En général elles réclament des substances consistantes, tenaces, capables de fournir à une
puissante assimilation.

Les *constitutions délicates* ont besoin d'une nourriture
substantielle, prise en petite quantité à la fois, mais répétée
journellement avec régularité. Une grande uniformité dans
le régime portant à peu près sur les mêmes aliments deviendra obligatoire, car l'économie se modifie sous l'influence
d'un régime longtemps continué ; De là la prise que l'on a
sur le développement de certaines maladies héréditaires :
l'éducation, le choix de la profession, du climat, du régime
concourront ainsi par leur réunion à empêcher leur développement. C'est ici que l'habitude intervient avec toute son
influence conservatrice ou déprimante.

Les repas doivent être petits et fréquents ou rares et plus
copieux ; l'esprit doit être au repos, la mastication complète,
les aliments ni trop froids, ni trop chauds. Après le repas
un peu d'exercice, l'abstention de tout travail de tête devront être observés. Il faut surtout résister à l'habitude de
se laisser aller au sommeil en sortant de table ; comme c'est
toujours l'indice d'une digestion laborieuse, la quantité des
aliments sera diminuée ; on les choisira facilement digesti-
bles et peu nutritifs ; c'est là surtout que l'exercice devient
indispensable.

Ces quelques idées générales sont principalement desti-
nées à prouver l'importance que l'on doit attacher à l'examen

complet et minutieux d'un malade, quand il s'agit de choisir un remède approprié. Les médicaments ont en effet, indépendamment d'une action générale, des électivités pour tel ou tel système organique, tel ou tel tempérament, tel ou tel âge, telle ou telle famille, etc. On comprend donc combien celui qui veut administrer un médicament homœopathique est obligé d'individualiser et d'analyser ses indications thérapeutiques. C'est là une tâche rude que tout le monde ne peut remplir et qui fait même hésiter beaucoup de médecins à entreprendre une étude aussi ardue.

Cet aperçu servira aussi à montrer quelles sont les lacunes de cet ouvrage qui manque certainement d'unité et ne peut servir que secondairement en l'absence d'un médecin, sans pouvoir le remplacer jamais complètement.

DOSES

Les doses, relativement *petites*, constituent une partie essentielle de notre thérapeutique, ce qui ne veut certes pas dire qu'elles doivent être prises comme règle habituelle de la pratique du médecin. Cette question des doses suscite d'ailleurs bien des controverses parmi les partisans eux-mêmes de l'homœopathie, car il n'y en a point qui prête plus qu'elle à une expérimentation aussi étendue et variée. Chacun a donc, à cet égard, une opinion basée sur son expérience particulière et se pose certaines règles qui ne peuvent avoir néanmoins rien d'absolu : vouloir adopter des doses normales et invariables, c'est une absurdité. Il va sans dire que le choix précis du remède garantit le succès c'est dans ce sens qu'on a pu dire avec beaucoup de jus_

tesse que la dose PEUT être d'autant plus petite que le choix
du médicament répond à la maladie avec plus de netteté et
de précision et qu'elle DOIT être d'autant plus forte que le
médicament répond à l'état pathologique en question avec
moins de précision. Dans tous les cas, nous dirons qu'il est
d'usage d'administer les dilutions *basses* dans les cas *aigus*,
c'est-à-dire ceux qui ont une évolution rapide, des symptômes violents et les dilutions *élevées* dans les cas *chroniques*, c'est-à-dire, ayant une marche lente. Il n'est pas
possible d'adopter une conduite immuable à cet égard ;
toutefois on peut dire que dans les premiers la dilution varie
de 1 à 6, dans les seconds de 6 à 12, toutes réserves étant
faites pour les susceptibilités individuelles et la nature propre
des maladies. Quant à l'action des dilutions qui vont de 12
à 30 et au-dessus, elle ne peut être démontrée que par une
expérimentation sérieuse et suivie, dans laquelle chaque
médecin apporte la somme de connaissances, de tact et de
jugement dont il est capable. Il est bon de savoir néanmoins
que quelques organisations sont tellement délicates et impressionnables aux effets des médicaments qu'on ne peut
aborder pour elles que les doses les plus faibles. Mais ce ne
sont là que des exceptions.

Préparation des médicaments homœopatiques. La préparation des médicaments se fait de deux manières ; à l'aide des dilutions et des triturations.

Les dilutions peuvent se préparer d'après deux échelles
différentes : l'échelle décimale (10 gouttes de teinture-
mère sur 90 gouttes d'alcool rectifié), ou l'échelle centésimale (1 goutte de teinture mère sur 99 gouttes d'alcool rectifié) ; on obtient ainsi la première dilution ; la deuxième se
prépare en prenant dix gouttes de la première dilution et
90 gouttes d'alcool ou 1 goutte de la première dilution et 99
gouttes d'alcool et ainsi de suite.

Les triturations consistent à mélanger et à broyer ensemble les médicaments et une certaine quantité de sucre de lait. On opère de cette façon sur les substances insolubles dans l'alcool comme les métaux, par exemple : on peut-procéder comme pour les dilutions avec l'échelle décimale et l'échelle centésimale.

La première trituration s'obtient en prenant 10 parties de la substance-mère et 90 parties de sucre de lait (gramme ou centigramme, d'après la quantité qu'on veut triturer), ou une partie de substance-mère et 99 parties de sucre de lait. Il n'est guère possible de triturer convenablement plus de 10 grammes du mélange. On place le tout dans un mortier de porcelaine et on triture pendant une heure environ, en y employant toute la force possible. La deuxième trituration se prépare en prenant une partie de la première et 99 parties de sucre de lait, ou 10 parties de la première et 90 parties de sucre de lait et en procédant de la même manière qu'il a été dit plus haut ; ainsi de suite jusqu'à la quatrième trituration. Celle-ci est, en général, soluble dans l'eau distillée (on ne peut employer d'alcool, car le sucre de lait n'y est pas soluble). Cette cinquième dilution, ainsi obtenue, ne se conserve pas ; on prépare donc la sixième dilution, en prenant de l'alcool étendu d'eau et en procédant comme il a été dit plus haut.

On a soin d'étiqueter soigneusement chaque flacon en marquant le chiffre de la dilution sur le bouchon ; le liquide, pour pouvoir être conservé, ne doit faire aucun dépôt. C'est ce qui arrive souvent pour les dilutions faites avec les plantes fraîches comme pour l'*Aconit*, la *Belladone*, la *Chamomille*, etc. Il est bon de savoir que ces dilutions ont besoin d'être refaites assez souvent.

Des deux échelles désignées plus haut, l'une, la dixième,

est évidemment plus forte que l'autre ; c'est celle que nous adoptons ; c'est celle aussi qui est le plus généralement en usage dans les pharmacies.

Il reste maintenant à administrer les doses isolées de ces remèdes. Deux sortes de véhicules ont été proposés et mis en usage : l'eau et le sucre de lait. L'eau pure est employée directement quand on donne les teintures. Celles-ci sont administrées par gouttes, dans la proportion d'une goutte pour six cuillerées à soupe d'eau, à prendre à intervalles éloignés ou rapprochés, suivant les cas.

Le sucre de lait est employé de deux manières :

1° A l'état de pureté, afin de pouvoir envoyer à distance, des teintures sans passer par l'intermédiaire des flacons ; la dose varie suivant le nombre de gouttes que l'on y fait tomber ; on doit savoir que la quantité de sucre de lait nécessaire doit suffire à en boire tout le liquide ; on fait ainsi des prises ou paquets employés comme il a été dit pour les teintures.

2° Mélangé à de l'amidon et préparé comme les non-pareilles qu'emploient les pastilleurs sous forme de globules, que l'on imprègne ensuite de la dilution voulue. Il suffit de verser un certain nombre de gouttes sur une certaine quantité de globules, sans que ceux-ci soient baignés de liquide. On les secoue vivement et après vingt-quatre heures d'attente, on laisse évaporer une partie de l'alcool en débouchant le flacon jusqu'à ce que l'humidité des parois ait disparu. Plusieurs médecins homœopathes n'emploient plus de globules, parce que, disent-ils, le médicament est trop affaibli et la nature des globules étant variable suivant les fabricants, la vertu du remède peut en souffrir. Dans ce cas, ils remplacent les globules par une plus grande quantité d'eau, dans laquelle on fait tomber la goutte ou les gouttes

de la dilution. Ces procédés différents ne reposent certainement pas sur le caprice des médecins qui les emploient, mais
dépendent de l'expérience que chacun d'eux a acquise au
lit du malade. Quoiqu'il en soit, pour nous, la dose habituelle des globules que nous employons, est de six globules
pour quatre cuillerées à soupe d'eau, à prendre de trois
heures en trois heures dans la journée.

Les triturations s'emploient à la dose de cinq centigrammes, qui représentent à peu près en volume la masse
que l'on peut prendre avec la pointe d'un couteau. On dis-
sout la trituration dans l'eau pure et on l'administre comme
on l'a vu plus haut.

Chez les enfants, on peut remplacer les cuillerées à soupe
par des cuillerées à thé ou à café, ou même, au besoin,
donner les gouttes sur un morceau de sucre ou mettre les
globules à sec sur la langue.

Si l'eau employée est trop froide, il suffit de plonger la
cuiller, destinée au remède, dans de l'eau chaude et d'y
laisser ensuite séjourner quelques secondes l'eau de la potion avant de l'avaler. On peut de même la garder dans la
bouche pour qu'elle se mette au niveau de sa température.
On couvrira le verre qui contient le médicament avec une
soucoupe ou un papier et l'on aura soin de remuer la solution toutes les fois qu'on en fera usage.

Quand faut-il employer les dilutions, les triturations ou
les globules? Il n'est pas possible de poser, à cet égard, des
principes généraux, immuables ; car en médecine pratique,
c'est le cas particulier qui fait la règle. Tout ce que l'on
peut dire ici, c'est que plus la maladie est aiguë, plus les
remèdes doivent être donnés à doses fortes et rapprochées ;
plus elle est chronique et sub-aiguë, plus il faut les donner
faibles. Dans le premier cas, on aura recours aux teintures

et aux triturations ; dans le second, aux globules. Ici,
d'ailleurs, les opinions varient suivant tel ou tel. Nous
aurons en outre soin d'indiquer à propos du traitement de
chaque maladie, comment il faut employer les remèdes
prescrits.

Répétition des doses. On peut poser comme point de départ que, dans les cas
aigus, le remède doit être donné toutes les deux ou trois
heures. Il y a pourtant certaines circonstances comme dans
le choléra, les vomissements, les crampes, etc., où le remède
doit s'administrer plus souvent, toutes les demi-heures, par
exemple. Dans les cas chroniques, il faut être plus réservé ;
ainsi nous ne faisons prendre que deux doses par jour (six
globules, pour quatre cuillerées d'eau), une cuillerée matin
et soir. Dès qu'il y a un mieux, nous faisons mettre un ou
plusieurs jours d'intervalle entre de nouvelles doses, soit
pour que le médicament ne perde pas ses propriétés curatives, soit pour laisser agir la nature médicatrice à laquelle a
été donnée une *impulsion* favorable.

En principe, nous ne sommes pas partisans des *alternations* des médicaments. Cette pratique qui consiste à prescrire deux médicaments à la fois et à les faire prendre alternativement toutes les heures ou tous les jours, tantôt l'un,
tantôt l'autre, n'est applicable qu'à quelques maladies spéciales comme dans le croup, la pneumonie, etc., dans lesquelles l'expérience a sanctionné l'administration de deux
remèdes spéciaux. En général, on peut dire que cette manière de faire indique chez le médecin de l'indécision sur le
choix et la portée d'action des remèdes qu'il donne.

Usage externe des médicaments homœopathiques. Nous ne voulons pas parler ici de l'usage des médicaments homœopathiques par *olfaction*. Cette pratique qui
consiste à *faire sentir* les médicaments à des doses très-faibles pour combattre certains accidents nerveux chez des

sujets très-impressionnables, ne peut être généralisée. Une méthode plus efficace dans ses résultats et qu'on peut répandre avec fruit pour les malades repose sur l'emploi simultané à l'intérieur et à l'extérieur de quelques médicaments dans certaines maladies. Tels sont par exemple l'anémone pulsatille dans le rhume de cerveau, la teinture de Rhus dans le lumbago, d'Aconit, dans certaines névralgies, etc. Cette association de moyens (qui ne peut être taxée de polypharmacie, puisque c'est le même remède qu'on emploie dans les mêmes cas, rend les plus grands services, puisqu'elle concourt au seul but que doit se proposer le médecin: guérir rapidement.

Il est préférable d'employer les premières dilutions médicamenteuses au lieu des teintures-mères et de les associer à un corps gras qui a l'avantage de s'évaporer moins vite. Le véhicule que nous préférons est la *Glycérine,* pourvu qu'elle soit neutre. Les proportions varient suivant les cas ; nous aurons d'ailleurs soin de spécifier les doses, à mesure que les indications se présenteront dans le courant de l'ouvrage.

Régime.

Pour beaucoup de personnes, la sévérité primitive du régime homœopathique constitue toute la vertu de la nouvelle méthode thérapeutique. C'est un préjugé facile à détruire.

L'administration des médicaments à des doses infiniment petites a pu faire croire au début que ces dernières n'agiraient pas si les malades qui les emploient étaient soumis d'autre part à l'influence de substances fortes ou aromatiques. De là la défense expresse d'user dans les aliments de condiments épicés, de se soustraire à toutes les émanations odorantes, possibles etc. Mais là on a été trop loin. Cette prescription est irréalisable dans la pratique, car il n'est pas possible d'éviter, quelque soin que l'on prenne, de faire usage des substances défendues et de fuir les émamanations odorantes quand même on se calfeutrerait chez soi. L'expérience de tous les jours est venue démontrer de son côté que les médicaments homœopathiques, quand ils sont bien indiqués et bien choisis, agissent parfaitement et guérissent chez ceux qui font des infractions journalières aux règles hygiéniques prescrites par le médecin. En d'autres termes, le régime homœopathique a été, dans le principe, institué plutôt au point de vue des médicaments qu'à celui des maladies et des malades. Une certaine réaction s'est opérée à cet égard, en Allemagne surtout, où les médicaments sont donnés à des doses plus fortes depuis longtemps déjà.

La seule règle que l'on puisse établir au sujet du régime, c'est son appropriation à l'état particulier des malades : tout ce qui peut leur être utile doit leur être prescrit, tout ce qui semble leur être nuisible, défendu avec rigueur. Il va sans dire que les aliments lourds, indigestes, comme les substances grasses, salées et fumées, certains légumes d'une digestion difficile, (raves, choux, pois, haricots) ; certaines viandes (veau, oies, charcuterie,) sont le plus souvent mal supportées par un malade ; les excès de nourriture même légère, les débauches de toute nature ont des inconvénients graves dans l'état de maladie, vu qu'ils sont même mal supportés dans l'état de santé.

L'usage si répandu du café et du vin demande quelques détails. Certains aliments d'origine végétale, comme la *Belladone*, la *Chamomille*, etc. ne supportent pas le vin ou le café, les liqueurs ; dans aucun cas on ne doit employer le café, en même temps qu'on fait usage de la *noix vomique* qui est l'antidote direct du *café*. Les médicaments d'origine minérale ou terreuse comme la *Baryte*, le *Graphyte*, le *Mercure*, la *Silice*, surtout quand on les administre à des personnes âgées, supportent bien le café. La seule précaution à prendre consiste à l'employer seulement avec du lait au déjeuner et de ne prendre les prises que deux heures après.

Il est, en outre, d'usage de défendre dans le régime certains condiments et assaisonnements jouissant de *propriétés médicinales* et qui peuvent contrarier de cette manière l'effet des remèdes.

Tels sont, pour les *herbages, racines, fruits* : l'oseille, les asperges, la moutarde, le raifort, le persil, les oignons, l'ail, le cumin, la sauge, les champignons, le cresson, la chicorée amère, les soupes d'herbes, le fromage assaisonné d'herbes et de cumin.

Pour les *assaisonnements* : la cannelle, le safran, le poivre ordinaire, le poivre de Guyenne, la noix muscade, la vanille, les feuilles de laurier, le citron, la citronade, les amandes amères, les clous de girofle.

Le thé, les tisanes , les sauces fortement assaisonnées, la bière double, les chocolats épicés, les crèmes glacées, les eaux minérales sont nuisibles.

Il en est de même pour les teintures médicinales employées pour les dents, les parfumeries odorantes au musc, le camphre en cigarette et en poudre à priser, les emplâtres.

Boissons permises.

Nous diviserons les boissons permises en deux catégories : 1° Pour les maladies aiguës ; 2° Pour les maladies chroniques.

1° Maladies aiguës.

Au début de tous les *états fébriles*, quand il y a forte soif par suite de l'intensité de la fièvre, on pourra donner indistinctement suivant les goûts du malade :

Des infusions de fleurs de mauve.

Des infusions de racines de guimauve.

De l'eau gommée, préparée avec de la gomme arabique purifiée, dissoute dans l'eau chaude et sucrée convenablement ; que l'on peut encore remplacer par de l'eau et du sirop de gomme non parfumé à la fleur d'oranger (1 cuillerée à soupe pour un grand verre d'eau).

———

Dans les *maux de gorge*, (esquinancies, angines), on pourra choisir:

Des laits d'amande : — Pour un verre d'eau, 6 amandes douces préalablement écorcées, qu'on pile dans un mortier jusqu'à consistance d'une pâte homogène et qu'on additionne ensuite de la quantité d'eau voulue ; — on remue le mélange, on le passe à travers un linge fin qu'on exprime ; puis on le donne chaud.

Des laits de noisette préparés de la même manière.

Du sirop de mûres. (1 cuillerée à café pour un verre d'eau).

De l'eau miellée ; (1 cuillerée à café de miel pour un verre d'eau.)

Il est préférable de prendre du miel de montagne, qui est plus grenu et moins aromatique que le miel des plaines.

De l'eau de pruneaux.

Ces deux dernières boissons, s'il y a de la tendance à la constipation.

Du mucilage de pepins de coings ; (12 pepins mis dans un bol d'eau bouillante, séparés ensuite de leurs écorces et réduits jusqu'à consistance demi-liquide). A employer en gargarisme ou en boisson étendu d'eau. — A l'état de concentration, ce mucilage est un excellent collyre dans les irritations simples des yeux ou des paupières.

———

Dans les *toux* qui viennent du *larynx* :

Du lait chaud ordinaire..

Du lait caramelé.. (On prend une tasse de lait chaud ; puis on met des pincettes au feu et on saisit avec leurs extrémités un morceau de sucre, qui, en se fondant, se caramélise. On remue le mélange et on le donne aussi chaud que possible).

———

Dans les *toux* qui viennent de la poitrine, ou rhumes de poitrine, au début les mêmes boissons que pour les laryngites ; on peut toutefois leur ajouter :

Du sirop de mou de veau non composé (une cuillerée à café pour un verre d'eau.)

Quand les sécrétions de glaires s'établissent, nous conseillons:

Les décoctions de pommes reinettes , (deux pommes coupées en quartier pour un litre d'eau, réduites par le boût à trois quarts de litre et sucrées convenablement.)

A la fin des bronchites qui s'éternisent donnez le Malt (voyez plus bas).

———

Dans les *irritations* du *ventre*, les inflammations du gros intestin, les dyssenteries :

De l'eau albumineuse : — Prenez deux blancs d'œufs pour un demi-litre d'eau pure, mélangez exactement le tout et sucrez à convenance.

De l'eau glycérinée : — Prenez de la glycérine neutre, c'est-à-dire pure, dans la proportion de 20 grammes pour un demi-litre d'eau ; mélangez et prenez le tout à froid.

———

Dans les diarrhées simples :

De l'eau de riz gommée.

De la gelée de coings et de l'eau, (une cuillerée à café pour un verre d'eau).

2° Maladies chroniques.

CONVALESCENCE.

Eau panée vineuse. Prendre un demi-litre d'eau, 100 grammes de panure que l'on fait préalablement infuser à froid pendant une demi-journée, en remuant le tout, et ajouter un 1|6e de vin de Bordeaux.

De l'Orangeade. Prendre une orange dépouillée de son écorce et coupée en tranches que l'on exprime légèrement et qu'on met infuser à froid dans un litre d'eau sucrée convenablement.

De la bière, pour ceux qui ont l'habitude d'en boire beaucoup, ou préférablement

Du Malt qui n'est autre chose que de l'orge germée servant à préparer de la bière.

Le brasseur, M. Gustave Nitschke, de Baruth près de Berlin, prépare pour le but médicinal une *poudre de Malt*, une *bière de Malt* et une *poudre de Malt* pour *bains*. Les préparations allemandes valent infiniment mieux que les mêmes préparations faites en France, particulièrement à Paris. La poudre de Malt de Berlin renferme 45 centigrammes de diastase sur 1000 grammes ; la bière de Baruth est plus fortement alcoolisée que la même bière de Paris et elle contient de plus qu'elle des quantités notables de Lupulin.

L'emploi du Malt en décoction est à peu près général en Allemagne.

La poudre de Malt est prise en décoction chaude, dans du lait ou dans de l'eau. La bière de Malt n'est autre chose que l'extrait concentré du Malt ; elle est très-mousseuse, un peu sucrée, très-aromatisée. Cette boisson se prend *chaude* par verres.

On peut enfin employer la poudre de Malt en bains. La richesse des éléments qui constituent le Malt doit les faire préférer aux farines de son, d'orge, dont l'action n'est pas aussi tonique ni aussi réparatrice.

On peut employer et recommander le Malt dans beaucoup de cas, parmi lesquels nous citerons surtout la fin des bronchites qui s'éternisent et finissent par déterminer des accidents de dyspepsie bien graves chez les veillards. L'extrait de Malt dans ce cas relève rapidement les forces digestives en guérissant en outre la bronchite.

Dans les dyspepsies simples, la bière de Malt peut être administrée avec succès et réussit lorsque l'appétit ne revient pas, quoique la langue soit nette.

Il n'est pas douteux que ces préparations ne soient des *agents reconstituants* qui agissent avec une grande énergie, et dans la médecine des enfants, elles sont appelées à rendre des services énormes, si on les emploie sous forme d'aliments ou en bains, à cause de la facilité d'administration qu'elles peuvent offrir.

Dépôts a Paris : Pharmacie Chevrier, 21, rue du faubourg Montmartre.

MALADIES CHRONIQUES DIVERSES.

Thé de coquilles d'amandes ou de coquilles de noisettes, remplaçant très-avantageusement le thé de Chine, chez ceux qui suivent un traitement homœopathique et qui ont l'habitude des infusions.

On prend les coquilles concassées des amandes, dépouillées de leur écorce verte, et on en met infuser une poignée dans le fond d'une théière ; on sucre à volonté.

De même pour les coquilles de noisettes. Cette boisson est très-agréable, suffisamment aromatique et jouit de propriétés calmantes.

Décoction d'avoine en paille.

On prend une poignée d'avoine qu'on met infuser dans une casserolle contenant de l'eau froide ; après une heure d'attente, on jette cette eau, et on la remplace par un litre d'eau bouillante ; on fait prendre le boût pendant une demi-heure ; on passe et on sucre à volonté.

Cette boisson, qui pousse aux urines, est excellente dans les hydropisies en général.

Décoction de barbes de maïs.

On prend une barbe de maïs desséchée, qu'on met infuser dans un 1|2 litre d'eau bouillante ; on passe à travers un linge fin et on sucre à volonté.

Excellente boisson pour toutes les maladies des voies urinaires.

L'alimentation habituelle des déjeuners peut consister en :
Chocolat sans parfums ;
Cacao ;

Café de glands (constipe) ;

Café de seigle (relâche).

Aliments spéciaux appropriés à certaines maladies.

BOUILLON AMÉRICAIN.

Dans la plupart des maladies chroniques l'estomac perd ses facultés digestives : ou bien il y a de la répugnance pour les aliments, surtout la viande dont la vue seule inspire du dégoût ; ou bien il y a révolte complète contre toute nourriture solide et vomissements de ce qui a été ingéré.

Voici une manière très-simple et peu dispendieuse de préparer une sorte de consommé qui réponde aux deux indications majeures dans les cas que nous avons cités plus haut : nourrir sans fatiguer et surcharger les voies digestives.

Le *bouillon américain* est une transformation très-naturelle, *sans aucune décomposition,* de la viande solide en liquide parfaitement assimilable.

Voici comment il faut s'y prendre pour obtenir ce consommé.

On doit avoir sous la main :

1° Du filet de bœuf mignon ou, à défaut, du faux-filet (une livre).

2° Une cantine de verre bien calibrée ; *les bords du fond de la cantine doivent être bien minces* et non épais et exempts de défauts. Cette cantine doit pouvoir se fermer hermétiquement à l'aide d'un bouchon de liége entrant à frottement.

3° Une marmite pleine d'eau froide et dont le fond soit rempli de copeaux de bois.

On prend la viande, on la dépouille avec soin de tout ce qui est tissu cellulaire, graisse, fibres blanches ; on met de côté la chair rouge ainsi obtenue, on la coupe en morceaux du volume d'un haricot à un gros pois, on y ajoute un fragment de racine jaune coupée en tranches.

On place cette viande dans la cantine de verre, *sans y ajouter ni eau ni bouillon*. On ferme la cantine avec le bouchon, en ayant soin d'entourer celui-ci d'un linge mouillé, afin que le contact soit plus fort ; on ficelle le bouchon autour de la cantine, dans le sens vertical, afin que les vapeurs dégagées ne soulèvent pas le bouchon.

On place alors la cantine dans la marmite ; on l'entoure de copeaux pour qu'elle ne ballotte pas sur les bords et on y ajoute de l'eau froide, jusqu'à ce que le niveau de l'eau dépasse, d'un travers de doigt, celui de la viande contenue dans la cantine.

On met le tout sur un feu vif, et on fait bouillir à petit bout pendant six heures.

Ce temps doit suffire pour fondre la viande, s'il n'y en a qu'une livre.

On décante le jus formé ; on exprime le résidu dans un linge, on le laisse reposer et on sépare la partie claire du dépôt.

Cette dernière est placée dans un flacon qui trempe dans de l'eau froide et qu'on met à la cave.

Pendant les chaleurs de l'été, on ne peut pas préparer plus d'une demi-livre de viande.

C'est donc sous l'influence de la température de 100° et de la pression intérieure que la viande se fond.

On donne ce jus par cuillerées à café, qui représentent ainsi un morceau de beefsteak. On peut aller, suivant les cas, jusqu'à quatre cuillerées à café par jour.

Nous ne pouvons pas assez recommander ce jus de viande que toute ménagère peut préparer et qui répond à tous les cas où il y a affaiblissement général et besoin de reconstitution, toutes les fois que l'estomac supporte mal la nourriture. Sous ce rapport, aucun des mélanges toniques proposés ne peut remplacer le bouillon américain.

MUSCULINE LEMBERT-GUICHON.

Nous pouvons rapprocher de l'aliment ci-dessus mentionné la musculine Lembert-Guichon, qui n'est autre chose que de la viande crue conservée à la température ordinaire. Ces Messieurs confectionnent, à l'aide de procédés spéciaux, un petit bonbon dans lequel le goût de la viande crue est parfaitement masqué et qui convient surtout aux enfants qui repoussent la viande préparée de quelque manière que ce soit. Cette musculine Lembert-Guichon s'est montrée très-efficace dans tous les cas où la viande crue a été recommandée, surtout dans les diarrhées rebelles chez les jeunes sujets.

A défaut de musculine, on peut préparer, pour la même circonstance, de la viande crue pilée et hachée, qu'on mélange avec un peu de confiture et qu'on administre par cuillerées à café.

CRÈME DE PAIN.

Cette préparation est la meilleure nourriture à donner aux enfants qu'on vient de sevrer. Nous donnons sa formule telle que l'a publiée le docteur Chandelux.

On prend des tranches de pain de froment qu'on fait sécher au four, on les fait ensuite tremper dans l'eau l'espace de six heures, on les presse dans un linge, on les met dans uu pot, on les fait bouillir avec une suffisante quantité d'eau pendant huit heures, ayant soin de remuer le tout avec une cuiller et d'y verser de l'eau chaude à mesure qu'il s'épaissit ; vers la fin, on y ajoute un peu de sucre, dans la proportion de 30 grammes de sucre pour une livre de pain. On passe ensuite le tout à travers un tamis de crin. Cette crème se conserve facilement pendant vingt-quatre heures en la tenant dans un lieu frais.

LAVEMENTS NUTRITIFS.

Dans la période avancée de quelques maladies graves, il ne reste d'autres ressources que de donner des lavements nutritifs. Plusieurs formules ont été proposées. Voici celle de M. Fonsagrives, basée sur une digestion préalable des aliments administrés en lavements.

Prenez : bouillon de bœuf 240 grammes, épaissi par 4 grammes de tapioca ; faites cuire légèrement ; laissez refroidir ; ajoutez dans un mortier 30 grammes de pulpe de bœuf cru, passé à travers un tamis métallique fin et mélangez le tout avec 15 ou 20 centigrammes de diastase.

On peut également donner des lavements de lait ou de bouillon ou bien des lavements de vin et de bouillon (1/3 de vin pour 2/3 de bouillon).

On les donne le matin et le soir.

Ces derniers lavements ont bien réussi dans les dernières périodes de la phthisie pulmonaire.

Un excellent POTAGE que l'on peut prendre tous les matins pendant la convalescence des maladies aiguës, se prépare ainsi qu'il suit :

Farine de maïs rouge. . . .　50 grammes.
Cacao torréfié. . . . . . .　10　—
Sucre. . . . .　30　—

On délaye ce mélange dans une grande tasse de lait pur, puis on fait bouillir pendant cinq ou six minutes.

Composition d'une pharmacie de famille.

N° I

GLOBULES.

Médicaments répondant aux indications les plus urgentes :

Noms.	Dilutions.
1 Aconitum napellus.	1
2 Arsenicum album.	6
3 Belladonna.	3
4 Bryonia alba.	3
5 Calcarea carbonica.	6
6 Chamomilla vulgaris.	1
7 China.	3
8 Cina.	3
9 Colocynthis.	6
10 Hepar sulfuris c.	6
11 Mercurius solubilis.	3
12 Ipecacuanha.	3
13 Nux vomica.	6
14 Phosphorus.	6
15 Pulsatilla.	6
16 Rhus toxicodendron	6
17 Spigelia anthelmintica.	6
18 Spongia tosta.	6
16 Sulphur.	3
20 Veratrum album.	6

Pour les maladies des enfants on pourrait encore ajouter Iodium 3ᵉ contre le croup et Zincum metallicum 6ᵉ contre les convulsions.

N° II

Si l'on veut avoir une pharmacie plus complète que la précédente, on pourra ajouter aux médicaments qui précèdent, ceux qui suivent :

	Noms.	Dilutions.
21	Ac. hydrocianicum.	6
22	Ac. muriaticum.	6
23	Ac. nitricum.	6
24	Ac. phosphoricum.	6
25	Ac. sulfuricum.	6
26	Antimonium crudum.	6
27	Apis melliflora.	6
28	Arnica montana.	6
29	Aurum metallicum.	6
30	Baryta muriatica.	6
31	Borax veneta.	3
32	Calcarea acetica.	6
33	Camphora.	6
34	Cannabis sativa.	3
35	Cantharis.	6
36	Capsicum annuum.	6
37	Carbo vegetabilis.	6
38	Carbo animalis.	
39	Cicuta virosa.	6
40	Clematis erecta.	6
41	Cocculus	6
42	Coffea	6

	Noms.	Dilutions.
43	Colchicum.	1
44	Conium.	6
45	Copaïvæ balsamum.	6
46	Crocus sativus.	6
47	Crotalus horridus.	9
48	Croton tiglium.	6
49	Drosera rotundifolia.	6
50	Dulcamara.	1
51	Euphrasia.	1
52	Ferrum.	6
53	Glonoïn.	6
54	Helleborus niger.	6
55	Hyoscyamus.	6
56	Ignatia amara.	6
57	Iodium.	»
58	Kali carbonicum.	6
59	Kalmia latifolia.	6
60	Lachesis.	9
61	Ledum palustre.	1
62	Lobelia inflata.	3
63	Lykopodium.	6
64	Mercurius corrosivus.	6
65	Moschus.	3
66	Opium.	6
67	Platina.	12
68	Ranunculus bulbosus.	6
69	Rheum	6
70	Ricinus	3
71	Sabadilla.	6
72	Sabina.	3
73	Sambucus	3

Noms.	Dilutions.
74 Secale cornutum	3
75 Senega.	6
76 Sepia.	6
77 Silicea.	30
78 Staphysagria.	6
79 Tartarus stibiatus.	6
80 Thuya.	»

N° III

Si l'on veut avoir tous les médicaments dont les diverses indications sont contenues dans ce livre, on pourra ajouter les noms suivants :

Noms.	Dilutions.
81 Argentum metallicum.	6
82 Asparagus.	3
83 Bismuthum.	6
84 Brayera anthelmintica.	1
85 Calcarea phosphorata.	6
86 Cannabis indica.	3
87 Causticum.	6
88 Chelidonium.	6
89 Chininum sulphuricum.	6
90 Cubebæ bals.	
91 Cuprum metallicum.	6
92 Digitalis purpurea.	3
93 Graphites.	6
94 Kali chloricum.	6
95 Kreosotum.	3
96 Mangan.	6
97 Mezereum.	6

	Noms.	Dilutions,
98	Natrum muriaticum.	6
99	Oleander.	6
100	Petroleum.	6
101	Plumbum metallicum.	6
102	Podophyllum peltatum.	1
103	Rhododendron chrysanth.. . . .	6
104	Rhus vernix.	3
105	Sarracenia purpurea.	1
106	Selenium.	6
107	Stannum.	6
108	Stramonium.	6
109	Tabacum.	6
110	Teucrium m. v.	3
111	Urtica urens.	3
112	Zincum metallicum.	6

DILUTIONS OU TEINTURES.

1	Aconitum napellus. . . .	1ere dilution.
2	Arnica montana. . . , .	3e —
3	Arsenicum album.	3e —
4	Belladonna.	6e —
5	Bryonia alba. . , . . .	3e —
6	Camphora.	1ere —
7	Chamomilla.	1ere —
8	China.	1ere —
9	Colchicum.	1ere —
10	Ignatia amara.	1ere —
11	Iodium. . . . . , . .	2e —
12	Ipecacuanha.	1ere —
13	Ledum palustre.	1ere —

peut employer également en applications extérieures sur les parties lésées (environ 10 à 18 gouttes de teinture-mère dans un verre d'eau froide), dont on imbibera des compresses. S'il y a plaie du cuir chevelu, la solution doit être plus faible (de 3 à 6 gouttes de teinture pour la même quantité d'eau). Les cas sérieux, spécifiés plus haut, réclament aussi *Aconit* et *Belladonna* ; dans les cas chroniques, où la cause est déjà éloignée, *Calcarea* c. pourra être utile. (Voyez indications spéciales, page 46).

Par des travaux intellectuels. Les maux de tête occasionnés par les excès de *travaux intellectuels*, la vie sédentaire et les veilles, sont presque toujours accompagnés de troubles du côté de la digestion et d'idées noires ; ils réclament principalement *Nux vomica* et *Sulphur*.

Par des débauches. Les maux de tête, par suite de *débauches* et de l'usage immodéré des boissons alcooliques, demandent surtout *Nux vomica* et *Arsenic*.

Par afflux de sang. Les maux de tête, par *afflux de sang*, sont fréquemment occasionnés par des troubles du côté de la respiration et de la circulation et sont caractérisés principalement par la chaleur et la rougeur du visage, le battement des artères de la tête et du cou, des vertiges, l'aggravation de la douleur par le mouvement et l'action de se baisser, des palpitations, etc. Les remèdes principaux sont ici *Aconit*, *Belladonna*, *Bryonia*, *Arnica*, *Nux vomica* et *Glonoïn*.

Par appauvrissement de sang. Les maux de tête par *appauvrissement de sang* ont souvent des symptômes analogues aux précédents ; mais on observe alors une réfrigération générale, surtout aux extrémités, de la pâleur des téguments (Voyez, *pâles couleurs*). Les remèdes les plus efficaces sont ici : *Pulsatilla*, *Calcarea* et *Ferrum*.

Maux de tête catarrhaux. Les maux de tête liés au *Catarrhe* se laissent facilement reconnaître par la présence d'un rhume de cerveau et par cette circonstance que ce sont surtout les yeux et la région frontale inférieure qui sont affectés. Ici conviennent surtout *Aconit*, *Mercur*, *Nux vomica* et *Euphrasia*.

Maux de tête gastriques. Les maux de tête *gastriques*, à la suite de surcharge de l'estomac, s'accompagnent de nausées, de vomissements, de constipation et demandent surtout *Ipecacuanha*, *Nux vomica*, *Pulsatilla* et *Veratrum*.

Maux de tête nerveux. Les maux de tête *nerveux (migraines)* reviennent souvent à des intervalles réguliers et sont caractérisés par une douleur rongeante, souvent semi-latérale ou limitée à un petit espace, analogue à celle que produirait un clou, accompagnée de nausées, de vomissements, de réfrigération et de pâleur de la peau ; on les observe surtout chez les femmes et les jeunes filles.

Les principaux remèdes sont : *Belladonna*, *Calcarea*, *Coffea*, *Colocynthis*, *Nux vomica*, *Ipecacuanha* et *Sepia*.

Le mal de tête *hystérique* se rapproche de la migraine ; il éclate parfois très-brusquement chez les femmes nerveuses et est accompagné d'une foule d'autres symptômes réels ou imaginaires ; ici il faut ajouter en outre spécialement *Aurum*, *Cocculus*, *Ignatia* et *Valeriana*.

Maux de tête rhumatismaux. Les maux de tête *rhumatismaux* apparaissent à la suite du plus léger refroidissement ; ils changent souvent de place et sont accompagnés de maux de dents déchirants, lancinants ; ils ne supportent généralement pas la chaleur du lit et s'aggravent pendant la nuit. Ici sont indiqués spécialement *Aconit*, *Chamomilla*, *Mercur*, *Nux vomica*, *Pulsatilla*.

Maux de tête goutteux. Les maux de tête *goutteux*, en général rares et ne se montrant que chez les personnes souffrant de la goutte et de dépôts goutteux, réclament surtout *Bryonia*, *Calcarea*, *Colocynthis*, *Ignatia*.

Voici les indications spéciales des remèdes énumérés ci-dessus :

Quand toute la tête est prise, qu'il y a *pesanteur*, plénitude, vertiges, sensation, comme si le front allait éclater, surtout quand on se baisse, ou de vacillement et de *ballottement* du cerveau *pendant le mouvement* avec *frissons* et *chaleur fébrile*, visage *rouge*, *turgescent*, yeux injectés, pouls *large*, *plein*, *rapide*, grande *surexcitation* et inquiétude : **Aconit.**

Quand le mal de tête s'accompagne de vertiges pendant la station, qu'il y a *chaleur* à la tête et *froid* des autres parties du corps, pression dans le front, lancées douloureuses dans les tempes, avec *saignement de nez*, nuages devant les yeux, vomissements bilieux : **Arnica.**

Dans les maux de tête semi-latéraux et périodiques, vers le soir et la nuit, qui s'*aggravent dans la chambre* et s'*améliorent au grand air* avec douleur pulsative et sensibilité du cuir chevelu : **Arsenic.**

Quand il y a pesanteur, plénitude, vertiges, sensation d'écartement, pulsations dans le cerveau, aggravation par chaque mouvement, par la parole, le bruit, la lumière, le rire, de même que le soir et la nuit, avec *rougeur du visage et des yeux*, *battements dans les tempes*,

chaleur et *afflux de sang à la tête*, sensibilité et douleur à l'épigastre, nausées et vomissements : **Belladonna.**

Dans les maux de tête semi-latéraux, avec douleur *martelante*, *tiraillante* ou *brûlante*, nausées, renvois acides, vomissements ; quand il y a pesanteur de tête, obligeant à fermer les paupières, *froid glacial dans le cerveau* ainsi qu'aux téguments ; sensibilité du cuir chevelu, apparition des souffrances le matin : **Calcarea.**

Quand la douleur lancinante ou semi-latérale s'irradie dans les joues ou les dents, surtout à la suite de *refroidissements* ou de la suppression de la sueur, avec *rougeur d'une joue et pâleur de l'autre*, forte sueur à la tête et afflux de sang, surtout chez les personnes *impressionnables* et *impatientes* : **Chamomilla.**

Quand la douleur de tête est telle qu'il semble que le cerveau soit écrasé ou déchiré, ou que la douleur est semi-latérale, comme par une plaie, qu'il y a une sensibilité extrême contre le bruit, *grande surexcitation*, envie de pleurer, angoisse, somnolence ou impossibilité de se reposer, surtout à la suite *d'émotions morales* ou de *travaux de tête pénibles* : **Coffea.**

Quand la douleur est extrême, tenaillante, semi-latérale, avec accès périodiques, nausées et vomissements, *surtout l'après-midi*, accompagnés d'un poids dans le front et s'*aggravant par le mouvement*, que les urines sont aqueuses et les sueurs fortes : **Colocynthis**

Quand les maux de tête avec pulsations et pressions sont accompagnés de vertiges, afflux de sang, chaleur, battements, augmentant par le mouvement, l'action de se baisser, quand il y a sensation d'ondulation et d'expansion du cerveau et que le pouls est précipité, irrégulier : **Glonoïn.**

Quand la douleur pressive occupe la racine du nez et *diminue quand on baisse la tête*, qu'il y a battements ou douleur, comme par un *clou* avec nausées, nuages devant les yeux, crainte de la lumière, urines aqueuses, abondantes , *disposition à la peur*, abattement, surtout aussi *après une frayeur* ou *la colère* : **Ignatia.**

Quand les maux de tête semi-latéraux ou limités à une très-petite place, sont accompagnés de *nausées et de vomissements* avec lancées et déchirements surtout dans le front, aggravation par le contact et le mouvement, ou quand il y a sensation de brisement dans le cerveau et dans les os de la tête : **Ipeca-cuanha.**

Dans les **maux** de tête périodiques, semi-latéraux, se *montrant le matin* ou après le repas, aggravés par le mouvement, le *travail de tête, le vin et le café*, quand il y a pesanteur, afflux de sang, sensation de lacération dans le cerveau ou comme si on y enfonçait un clou, ballottement dans la tête à chaque pas, aggravation par les efforts intellectuels et le *mouvement des yeux*, avec nausées , vomissements et *constipation* : **Nux vomica.**

Quand les douleurs se montrent par secousses déchirantes et lancinantes, avec afflux de sang, pesanteur de tête, battements, bourdonnements, vertiges, *pâleur du visage*, envie de pleurer, nausées, *palpitations* , *frissonnements*, froid aux extrémités , aggravation le soir et la nuit, et *amélioration à l'air libre* : **Pulsatilla.**

Quand les maux de tête sont prolongés et fréquents, que la douleur est lancinante , fouillante, avec sensation d'expansion, nausées et vomissements, afflux de sang, sensibilité des yeux à la lumière et difficulté de les ouvrir, aggravation par le mouvement et les ébranlements de la tête, quand le mal apparaît tous les matins au réveil, qu'il y a depuis longtemps des *troubles de la digestion*, ballonnement du ventre et sensibilité de la région du *foie*, *coloration jaune de la peau*, taches *hépatiques* : **Sepia.**

VERTIGES

C'est à propos de ce symptôme qu'il est de toute nécessité de tenir compte des circonstances qui ont précédé et
accompagné son apparition, d'autant plus qu'il est rare qu'il
se montre isolément et qu'il ne soit dans ce cas sous la dépendance immédiate ou secondaire d'autres manifestations
morbides.

La principale cause du vertige est un afflux trop considérable de sang à la tête, ou pour être plus exact, un obstacle
au retour du sang une fois qu'il a distendu les vaisseaux du
crâne. Cette circonstance dérive fréquemment alors de maladies chroniques du cœur, des poumons ou des organes du
bas-ventre. Dans ce cas les meilleurs remèdes seront : *Aconit, Belladonna, Bryonia, Nux vomica, Phosphor* et *Sepia.*

Vertiges par congestion.

Le vertige peut être aussi occasionné par *l'anémie* (appauvrissement du sang); alors *Pulsatilla, Ferrum, China, Natrum muriaticum,* sont utiles.

Par anémie.

Vient-il de l'estomac après surcharge, il faut donner *Aconit, Nux vomica* ou *Pulsatilla:*

Par indigestion.

Se montre-t-il après l'abus du vin ou des liqueurs : *Nux
vomica, Opium, Coffea.*

Par l'alcool.

Après les émotions morales, comme la frayeur, la crainte,
l'angoisse, la joie : *Coffea, Chamomilla, Ignatia, Nux vomica.*

Après les émotions.

Causes mécani-
ues. Après des *causes mécaniques*, comme une chute, un coup, un ébranlement : *Arnica* ; après s'être balancé, avoir été en mer ou en voiture : *Cocculus*.

Indications spé-
iales. **Aconit** dans le vertige produit par l'action de se lever quand on est assis ou de se baisser en tournant la tête, *surtout dans une chambre chaude* avec nausées.

Belladonna dans le vertige avec étincelles devant les yeux, *étourdissements*, angoisse, *rougeur de la figure*, surtout quand on se donne du mouvement et qu'on se baisse.

Cocculus dans le vertige qui apparaît quand on tourne la tête avec *sensation d'ivresse*, surtout après avoir fait un *effort intellectuel*, mangé ou bu, avec sensation de vide dans le cerveau et nausées.

Nux vomica dans le vertige qui apparaît peu après le repas, ou une forte *concentration de l'esprit*, ou *le matin* ou en marchant à l'air libre, ou aussi dans le lit quand on est étendu sur le dos, avec bourdonnements d'oreilles, plénitude de l'estomac et du bas-ventre, flatulence et *constipation*.

Opium dans le vertige et l'obnubilation comme après avoir fumé, surtout quand on s'assied dans le lit, avec *somnolence*, yeux injectés, *pupilles dilatées*, visage pâle.

Phosphorus dans le vertige qui se produit surtout le matin et le soir au lit ou après le repas, ou en s'asseyant, avec afflux de sang à la tête, nausées et mal de tête accablant.

Pulsatilla dans le vertige qui apparaît quand on lève les yeux, ou qu'on se baisse et le soir au lit, avec pesanteur de tête, bourdonnement d'oreilles, *pâleur du visage*, *frissonnements*, nausées et vomissements.

Silicea dans le *vertige chronique*, surtout quand il y a congestion de la face avec production du vertige, dès qu'on lève les yeux ou qu'on se baisse, ou bien en tournant la tête, avec sueur au front, constipation opiniâtre, nausées, insomnie fatigante.

Veratrum dans le vertige avec nausées, vomissements, *diarrhée*, *sueur froide*, visage altéré, *angoisse*.

D'ailleurs, avec la disposition au vertige, il faut s'abstenir strictement de café, de vin pur, de thé, de veilles, de travaux intellectuels, d'émotions.

APOPLEXIE

HÉMORRHAGIE CÉRÉBRALE

L'hémorrhagie cérébrale est occasionnée par un épanchement sanguin qui se fait dans l'intérieur du cerveau et déchire les fibres. De là, suivant la quantité de sang qui s'est extravasé et la région du cerveau lésé, des symptômes variables en intensité.

Les *causes prédisposantes* des hémorrhagies dans le cerveau sont : les maladies du cœur, des gros vaisseaux, des poumons ou de la moelle épinière, toute cause amenant une gêne dans la circulation du sang veineux qui déchire alors facilement les parois des vaisseaux quand ils sont altérés, comme c'est presque toujours le cas à un âge avancé.

Les *causes occasionnelles* sont variables ; on peut noter les émotions vives comme celles que produisent la peur, la joie, la colère, les chagrins, les indigestions par surcharge de l'estomac.

Les *symptômes précurseurs* des apoplexies sont les suivants : de la pesanteur de tête, des troubles du côté de la vue ainsi que de l'ouïe, de l'assoupissement, de la rougeur et de la chaleur au visage avec battements des artères du cou, le refroidissement des mains et des pieds, la sensation d'engourdissement général.

Le plus souvent, le malade atteint d'hémorrhagie cérébrale, perd connaissance et est frappé d'une paralysie, qui peut être générale quand l'épanchement sanguin a été considérable, mais qui le plus souvent est partielle ; elle occupe alors la moitié du corps ou de la figure d'où la déviation des commissures labiales du côté paralysé. En même temps on observe de la constipation et la rétention des urines.

Quoique la présence du médecin soit indispensable, voici les indications de quelques médicaments qu'on pourra appliquer dès le début :

Indications spé- iales.

Arnica 3 agit plutôt comme remède favorisant la résolution du sang épanché ; on pourra pourtant l'appliquer dès que l'accident s'est produit chez les sujets *débiles, faibles*, quand il y a *révolution des membres*, pertes de connaissance, selles et urines involontaires, soupirs, ronflements ou râles.

Baryta 3, chez les *personnes âgées* surtout goutteuses, scrofuleuses, quand il y a paralysie de la langue, des bras ou de la moitié du corps, resserrement des mâchoires, rougeur circonscrite des joues, somnolence, engourdissement, perte de connaissance, rêvasseries enfantines, soupirs, ronflements, râles, imminence de paralysie pulmonaire.

Belladonna 3, *congestion sanguine très-prononcée* ; yeux et visage rouges, tête chaude, battements des artères du cou, pupilles *dilatées*, convulsion dans les membres et le visage, paralysie de la langue, perte de connaissance, écoulement de salive, difficulté de la déglutition et respiration gênée.

Nux vomica 3. réussit chez ceux qui boivent beaucoup, qui sont affectés d'*hémorrhoïdes* et qui ont commis des écarts de régime : — quand la paralysie est très-prononcée, que la *mâchoire est pendante*, qu'il y a des envies de vomir ; quand avant l'attaque, il y a eu envies de vomir, maux de tête, *constipation*.

Opium 3. quand *avant* l'hémorrhagie il y a eu rêves angoissants, *insomnie*, pesanteur de tête, vertiges, bourdonnements d'oreilles, obliquité du regard. *Dans* l'attaque même, quand il y a contractures générales ou convulsions avec écume devant la bouche, resserrement des mâchoires, délires, mouvement continuel des lèvres comme pour parler, respiration angoissée, tête chaude, *yeux rouges, pupilles dilatées*, visage animé, turgescent, somnolence continue, membres froids, pouls plein et mou ou ralenti.

La tête paraît comme trop lourde ; elle retombe sur l'oreiller dès qu'on la laisse aller. Ce remède convient aussi aux buveurs.

INFLAMMATION DU CERVEAU

Si cette maladie est mentionnée ici, ce n'est pas tant pour entrer dans tous les détails du traitement, que pour esquisser rapidement le tableau de cette maladie si grave, afin de combattre quelques erreurs qui règnent sur son compte.

. L'inflammation du cerveau est plus rare qu'on ne le pense généralement. Ainsi chez l'adulte, elle ne se montre pour ainsi dire pas, excepté dans le cas de lésions mécaniques, d'ébranlement du cerveau ou d'insolation. Chez les enfants mêmes, ce que l'on désigne vulgairement sous le nom d'inflammation du cerveau, n'en est pas une. C'est ainsi qu'à la suite de certaines maladies, comme l'inflammation des poumons, la fièvre typhoïde, la scarlatine, la rougeole, la variole, il peut se montrer certains symptômes qui ont beaucoup d'analogie avec la maladie en question, mais qui pourtant ont une toute autre marche et un point de départ tout à fait différent, vu qu'ils dépendent alors d'une gêne de la circulation ou d'une altération profonde du sang.

L'inflammation du cerveau peut être essentielle, elle prend alors le nom d'*épanchement aigu* du cerveau.

Les symptômes les plus *caractéristiques* sont : une fièvre ardente, une chaleur sèche avec rougeur du visage, des vertiges, du délire, des vomissements, de la constipation, la perte de connaissance. D'ailleurs, tous ces caractères sont plutôt destinés à avertir de la présence d'un danger, afin qu'un médecin soit appelé à temps. Toutefois, en attendant son arrivée, on pourra, après une dose d'*Aconit*, donner toutes les heures *Belladonna*.

Si, à la suite d'un coup ou d'une chute sur la tête, apparaissent plusieurs des symptômes précités, surtout des vertiges, des vomissements, il est très-probable qu'il y a un ébranlement du cerveau et qu'une inflammation est à craindre ; dans ce cas, il est urgent, avant d'appeler le médecin, de donner aussitôt quelques doses d'*Arnica* à l'intérieur et d'appliquer extérieurement des compresses imbibées d'une dissolution étendue d'*Arnica*.

ÉRUPTIONS A LA TÊTE

Voir *Maladies de la peau.*

NÉVRALGIES DE LA FIGURE

On comprend sous ce nom, des douleurs semi-latérales, souvent périodiques, occupant la figure et se montrant à certains points précis qui correspondent à l'émergence des nerfs spéciaux et s'irradient avec ceux-ci sur la moitié correspondante de la face et de la tête. Ces douleurs apparaissent le plus souvent brusquement, durent de quelques minutes à quelques heures et disparaissent aussi rapidement pour revenir à des intervalles plus ou moins réguliers. La douleur atteint en général une intensité extrême; elle est brûlante, sécante, lancinante. Les remèdes principaux sont : *Aconit, Belladonna, China, Colocynthis, Mercur, Mezereum, Nux vomica, Pulsatilla, Spigelia, Stramonium* et *Verbascum*.

Indications spéciales.

Aconit convient surtout quand la douleur est fouillante, lancinante, avec sensation de gonflement, rougeur et chaleur au visage, *agitation fébrile* et *surexcitation*.

Belladonna quand la douleur occupe le voisinage de l'œil qui est rouge et larmoyant, qu'il y a aggravation des souffrances par la pression et le mouvement, *rougeur et chaleur de la figure,* secousses dans les muscles du visage et *distorsion des traits*.

China quand la douleur est lancinante ou brûlante et sécante avec pâleur du visage rappelée ou aggravée par la pression ou la nuit au repos, mais améliorée par la mastication.

Colocynthis quand il y a déchirements, tension, brûlure, lancination dans un côté de la figure jusque dans l'oreille ou la tête, ou avec brûlure fouillante *dans les os des pommettes*, plutôt au repos que pendant le mouvement avec gonflement et rougeur.

Mercur quand la douleur *va jusqu'aux dents* et s'aggrave à la châleur du lit et la nuit, avec *écoulement de salive*, gonflement de la figure, sueur à la tête.

Mezereum quand la douleur fouillante crampoïde surtout dans les os, *s'aggrave la nuit à la chaleur du lit.*

Nux vomica quand la douleur lancinante va jusque dans l'oreille, s'accompagne de gonflement de la joue, de rougeur du visage, de secousses musculaires, s'aggrave par le travai de tête, le vin et le café.

Pulsatilla quand la douleur lancinante va jusque dans l'œil ou l'oreille, s'aggrave par la chaleur, mais s'améliore par le froid, avec *pâleur du visage*, *frissonnements*, palpitations, nausées.

Spigelia quand la douleur brûlante et tensive occupe le *pourtour de l'orbite*, revient par accès réguliers, s'accroît par la nourriture et s'accompagne de *palpitations.*

Stramonium quand la douleur violente s'accompagne, d'obnubilation, d'étourdissements, de *vertiges*, de *secousses* de la tête et des muscles de la face, resserrement des dents, *difficulté d'avaler.*

Verbascum quand la douleur occupe les *parties inférieures de la figure*, qu'elle s'aggrave par la mastication et la pression ou qu'elle est tenaillante dans la région temporale, qu'elle s'aggrave par le courant d'air.

ÉRUPTIONS A LA FIGURE

Voyez *Maladies de la peau.*

MALADIES DE L'ŒIL

Inflammation des yeux. (Ophthalmies.)

Les inflammations des yeux sont si multiples, mais en
partie aussi, si graves et si dangereuses dans leurs suites,
que leur diagnostic et leur traitement ne doivent être entre-
pris sans l'assistance d'un médecin que dans un petit nombre
de cas. Aussi ne sera-t-il question ici que de celles qui seront
faciles à reconnaître et à soigner.

Ophthalmies des nouveau-nés.

Il n'est pas rare de voir survenir chez les nouveau-nés,
dans les premiers jours ou les premières semaines, une inflammation des yeux, produite par l'impression de la lumière, la poussière ou une irritation mécanique. Elle se fait
reconnaître par la crainte du jour, de la rougeur, du gonflement des paupières et une sécrétion abondante d'un pus
épais. Il faut aussitôt supprimer les causes occasionnelles et
employer les plus grands soins de propreté. On lotionnera
fréquemment les paupières avec une éponge fine imbibée
d'eau tiède et qui ne servira jamais à d'autres usages. Dès
les premières traces de la maladie, il sera bon d'administrer
quelques doses d'*Aconit,* mais s'il y a déjà une abondante

sécrétion de pus, c'est *Ignatia* qui est le remède principal ;
toutefois il est indispensable d'avoir au plutôt les conseils
d'un médecin, car cette ophthalmie étant des plus graves, il
en peut résulter les troubles les plus sérieux pour la vision,
si des soins intelligents ne sont prodigués sur le champ.

Ophthalmies scrofuleuses.

Cette inflammation est aussi propre aux enfants (surtout
de 2 à 12 ans). Elle attaque principalement ceux qui ont
déjà d'autres symptômes de scrofule, comme des engorgements, des glandes des abcès, des éruptions faciales, des
écoulements par les oreilles, etc. Elle se caractérise principalement par une crainte extrême du jour, le gonflement
des paupières qui restent collées et par la tendance aux
ulcérations et aux taches sur la cornée. La marche de ces
inflammations est lente et la récidive facile. Le remède principal est *Hepar Sulphuris* pour les cas chroniques qui
durent depuis un certain temps. Mais s'il y a *rougeur intense*, gonflement et douleur, il est bon de faire précéder son
administration de quelques doses de *Belladonna*.

La crainte de la lumière, qui apparaît surtout le matin au
réveil, demande le plus souvent des soins spéciaux, car elle
est fréquemment le dernier symptôme morbide qui persiste ;
parfois même le resserrement des paupières est tel qu'i
peut mettre obstacle à l'examen de l'œil. Dans la plupart des
cas *Belladonna* calmera ce malaise ; si pourtant, il n'y
avait pas d'inflammation réelle du globe, il faudrait donner
Conium. Il n'est pas rare non plus de voir réussir *Viola
tricolor*.

Dans une autre forme plus rare de ces ophthalmies où la douleur, le gonflement, la tendance aux ulcérations sont plus prononcés, le remède principal est *Mercur*, surtout *Mercurius corrosivus*. Si la sécrétion des larmes est très-abondante, au point d'excorier la peau des joues et s'il y a en même temps éruptions à la figure et aux oreilles, c'est *Rhus toxicodendron* qu'on choisira.

Les cicatrices, taches et *troubles* de la cornée sont dans les cas aigus le plus vite amendés par *Conium* et *Cannabis*; dans ceux qui datent de plus loin, on peut trouver de la ressource en *Apis, Calcarea, Colchicum, Silicea, Sulphur*.

Contre les *indurations* en forme de grains de blé (*Chalazions*), qui occupent le bord libre des paupières, c'est *Pulsatilla* qui convient s'il y a tendance à la suppuration; mais s'il y a induration étendue et sécrétion de mucosités épaisses, *Staphysagria* ou *Thuya*, sont préférables. Contre le retour fréquent de cette affection, ce sont *Sulphur* et *Thuya* qui sont indiqués.

Ophthalmies catarrhales.

Ce sont celles qui se rencontrent le plus fréquemment chez les adultes; on oberve dans ce cas de la rougeur souvent très-vive du blanc des yeux; les tissus, surtout vers les angles, se boursoufflent pour former un léger gonflement auquel participent les paupières. L'œil est le siége de cuissons, de démangeaisons et, dans les cas sérieux, de douleurs analogues à celles que produirait un grain de sable. En même temps une sécrétion abondante de mucosités, d'abord peu consistantes, puis de plus en plus épaisses et blanchâtres s'écoulent de l'œil et en s'agglutinant surtout pendant la nuit, collent les paupières entre elles et forment des croûtes jaunâtres qui s'accumulent vers le grand angle de l'œil. Les principaux remèdes à donner sont : *Aconit, Belladonna, Euphrasia, Hepar Sulphuris c, Mercur, Nux vomica, Pulsatilla, Spigelia.*

Indications spéciales.

Si l'inflammation des yeux éclate brusquement et s'accompagne de vives douleurs et même de fièvre, il est toujours avantageux de donner quelques doses d'**Aconit** ; il faut noter que ce remède est en outre très-efficace lorsque le globe de l'œil devient *très-douloureux vers le soir* et que la douleur s'*aggrave la nuit.* **Belladonna** est particulièrement indiquee quand le *blanc de l'œil* est *très-rouge* ou parcouru par de grosses veines, qu'il y a crainte de la lumière, écoulement de larmes brûlantes ou sécheresse pénible, aggravation des douleurs par le mouvement des yeux, *gonflement rosé des paupières,* violent mal de tête, vertiges, vision troublée par des *étincelles* et des mouches noires volantes. **Euphrasia** est le remède principal quand l'inflammation est consécutive à un *rhume de cerveau,* qu'il y a sécrétion abondante de mucosités, écoulement de larmes la nuit et formation de petites vésicules sur le bord de la cornée.

Quand il y a *ulcération* et *gonflement des paupières* avec sécrétion de mucosités purulentes épaisses, que les bords libres sont *collés* le matin, qu'il y a des ulcérations et des taches sur la cornée, des *éruptions* sur le pourtour de l'orbite, ce sont **Hepar Sulphuris** et **Mercur** qui sont les meilleurs remèdes.

Nux vomica est indiqué quand c'est surtout la *partie interne* des paupières qui est injectée, que la pression détermine la sensation d'un grain de sable, qu'il y a sécrétion abondante de larmes, crainte du jour, surtout le matin, rhume de cerveau, grande impressionnabilité et *constipation.*

Pulsatilla convient quand il y a *gonflement pâle* des paupières ou du pourtour des yeux, larmes abondantes et sécrétion de mucosités qui agglutinent les paupières, violentes douleurs dans les yeux, aggravation des symptômes le soir et la nuit.

Spigelia est indiqué quand la douleur insupportable s'irradie dans le fond de l'orbite, surtout par le mouvement, l'attouchement, qu'il semble au malade que les globes aient augmenté de volume, que la douleur est brûlante, lancinante comme par un corps étranger, que les larmes sont augmentées, que les yeux paraissent troubles et la vision gênée.

L'inflammation vient-elle à la suite de la présence de corps étrangers (comme la poussière, des éclats de bois, des insectes), il faut après l'ablation de ces derniers donner **Arnica** ; il est d'ailleurs le meilleur remède contre les inflammations par causes mécaniques, ainsi que pour les extravasations sanguines, qui se font souvent spontanément sous la conjonctive par suite de la rupture d'une veinule.

L'inflammation est-elle occasionnée par un travail de tête trop pénible ou l'exercice immodéré des yeux, ce sont **Belladonna**, **Nux vomica** et **Ruta** qui sont indiqués. — Il y a-t-il comme antécédents une fièvre éruptive, comme la rougeole, la scarlatine, la variole, il faut donner **BELLADONNA**, **Mercur** ou **Sulphur**. Contre la sécrétion abondante et répétée des larmes ; ce sont : **EUPHRASIA**, **Crocus**, ou **Spigelia** ; contre les *yeux chassieux* : **Euphrasia**, **Mercur**, **Pulsatilla**, et **Rhus toxicod.** ; contre la *chute des paupières* : **BELLADONNA**, **Plumbum** ; contre le strabisme **Hyoscyamus** et **Stramonium**, qui doivent être administrés.

FAIBLESSE DE LA VUE

Il ne peut être question ici que de cette altération de la vue qui se caractérise par une prompte fatigue ou une douleur ressentie à la suite d'un travail de tête assujétissant.

Les principaux remèdes pour les yeux, qui ne peuvent même pas supporter un travail léger, comme la lecture, la couture, etc., sans qu'il en résulte de la douleur ou du malaise, sont : *Ruta, Euphrasia* et *Cannabis*. Il est même bon de les employer non-seulement à l'intérieur, mais encore en applications externes sur le pourtour de l'orbite ; quelques gouttes de teinture-mère (5 ou 6 gouttes pour un verre d'eau), rempliront le but désiré.

————

MALADIES DES OREILLES

Ourles.

Cette maladie, qui se caractérise par le gonflement des glandes salivaires, situées au-dessous et au-devant des oreilles, est assez fréquente chez les enfants et règne même épidémiquement. La douleur qui l'accompagne s'irradie jusque dans le cou et l'oreille, en même temps qu'il y a de la fièvre et de la pesanteur de tête. Pourtant cette inflammation se termine presque toujours par résolution et ce n'est qu'exceptionnellement qu'il y a suppuration. Il n'est pas rare, néanmoins, de voir le gonflement disparaître brusquement et se porter, avec les mêmes caractères, sur les testicules ou sur les glandes mammaires.

S'il y a forte fièvre au début, donnez *Aconit*.

Dans presque tous les cas *Mercur* est le remède spécifique et suffit pour opérer la guérison complète en quelques jours. Ce n'est que lorsqu'il y a complication du côté du cerveau, vertiges, somnolence, délire, menace par conséquent de congestion vers la tête, qu'il faut donner aussitôt

Belladonna. Quand il y a métastase sur les testicules ou les seins, c'est *Pulsatilla*, qui est le remède principal. Si à la fin il persiste encore un peu d'induration de la parotide, il faut donner *Baryta* et *Aurum ;* dans les cas très-rares, où il y a suppuration, *Calcarea* et *Silicea*.

Inflammation des oreilles.

Cette inflammation peut affecter, soit isolément, soit simultanément, les trois régions dont l'ensemble constitue l'organe de l'ouïe. Celle qui seule peut être abordée ici, est l'inflammation de l'oreille externe et du conduit auditif. Elle se présente avec les caractères suivants : rougeur pouvant s'étendre sur les parties voisines, gonflement, bourdonnements accompagnés de douleurs lancinantes très-aiguës et très-pénibles.

Cette inflammation se termine par résolution ou suppuration. Au début, le principal remède est *Pulsatilla*, employé à l'intérieur et à l'extérieur (cinq ou six gouttes de teinture-mère, incorporées à une vingtaine de grammes de glycérine, employées en frictions douces et en lotions sur les parties tuméfiées).

Lorsqu'il y a tendance à la suppuration, ce qui se reconnaît à l'augmentation des accidents, il faut donner *Mercur ;* il hâtera dans ce cas la formation et l'ouverture de l'abcès.

Si l'inflammation s'étendait sur les parties voisines et que la tête fût prise de son côté, on donnerait *Belladonna*.

Névralgie de l'oreille.

Sous ce nom il faut comprendre les douleurs d'oreilles

qui ne sont pas liées à un état inflammatoire et qui se montrent à la suite d'un coup de froid ou de la carie d'une dent. Les meilleurs remèdes sont : *Aconit, Belladonna, Chamomilla, Mercur, Nux vomica* et *Pulsatilla*.

Aconit convient quand la douleur est telle qu'on ne peut rester en place ; qu'il y a en même temps agitation et impressionnabilité extrême. On peut l'employer alors aussi à l'extérieur (5 ou 6 gouttes de la première dilution dans 30 grammes de glycérine en frictions derrière l'oreille et la mâchoire).

Belladonna quand la douleur s'irradie jusqu'à l'arrière-gorge et la tête, qu'elle est augmentée par le mouvement, qu'il y a des bourdonnements dans l'oreille, de la sensibilité contre tout bruit, que le visage est rouge et injecté, qu'il y a afflux de sang à la tête.

Chamomilla quand les douleurs sont insupportables, lancinantes comme par un couteau, qu'il y a sécheresse de l'oreille et sensation comme si elle était bouchée.

Mercur quand les douleurs déchirantes et lancinantes *s'irradient jusque dans les joues et les dents,* qu'il y a aggravation la nuit, à la chaleur du lit, que l'oreille est humide et *la tête couverte de sueur sans soulagement.*

Nux vomica quand la douleur lancinante se montre plutôt *le matin* ou la nuit, avec bourdonnement et retentissement pénible de la voix, qu'il y a des détonations dans l'oreille pendant la mastication, surtout *chez les personnes violentes et impatientes.*

Pulsatilla quand il y a douleur brûlante ou sensation, comme si quelque chose sortait de l'oreille, avec chaleur et rougeur de l'oreille externe, violent mal de tête du côté affecté, aggravation le soir ou la nuit, surtout *chez les femmes et chez les personnes frileuses et anémiques.*

Écoulements d'oreilles.

Ce symptôme, souvent pénible et toujours très-tenace, se montre préférablement chez des enfants scrofuleux ou à la suite d'une inflammation de l'oreille. Dans ce dernier cas, c'est *Mercur* qui est le remède principal. Dans le premier, où il y a presque toujours des complications (éruptions à la tête et au visage, engorgements des glandes) il faut donner *Sulphur* ou *Hepar Sulph.*

Si le mal est survenu à la suite de la scarlatine, de la rougeole ou de la variole, il faut donner d'abord *Belladonna* ou *Pulsatilla.*

S'il y a simplement sécrétion très-abondante de cérumen, c'est *Conium* qui est indiqué ; si cette dernière est sanguinolente, *Mercur* ou *Pulsatilla.*

S'il y a sécheresse extrême du conduit auditif : *Lachesis.*

S'il y a destruction du tympan, écoulement abondant, aqueux, fétide, venant même des os cariés : *Mercur*, *Silicea* et *Aurum.*

Les soins de propreté sont indispensables et les moyens qui pourraient supprimer brusquement l'écoulement doivent être soigneusement évités.

Si ce dernier, par une cause ou une autre, venait à cesser rapidement et qu'il en résultât de la surdité ou des symptômes inquiétants du côté de la tête, ce seraient *Belladonna* ou *Dulcamara* qu'il faudrait administrer, en même temps qu'on emploierait des fumigations d'eau simple très-chaudes dans l'oreille.

Bourdonnements et surdité.

Ces deux symptômes se rencontrent presque toujours dans les inflammations et les écoulements de l'oreille ; aussi les remèdes indiqués plus haut suffiront le plus souvent à les faire disparaître. Mais chez les personnes peu soigneuses des accumulations de cérumen peuvent amener le même résultat. Il est donc toujours convenable de s'assurer de ce fait par l'inspection directe du conduit auditif. Des injections avec de l'huile d'amandes douces ou de l'eau tiède, pourront suffire dans quelques cas ; sinon le médecin devra procéder à l'extraction des concrétions cérumineuses.

Si ces obstacles mécaniques ne peuvent être invoqués pour expliquer la surdité, il faudra s'adresser à d'autres causes et tâcher d'y remédier par un médicament approprié.

Si le mal est la conséquence de la suppression inopportune d'un flux d'oreilles, il faut choisir surtout *Sulphur*, *Mercur* ou *Lachesis ;* si c'est à la suite d'une rougeole : *Pulsatilla* ; de la scarlatine : *Belladonna ;* de la variole : *Tartarus emeticus, Mercur* et *Sulphur ;* de la fièvre typhoïde : *Phosphor, Causticum* et *Cocculus ;* d'une maladie de peau supprimée : *Sulphur* ou *Mercur ;* — s'il y a afflux de sang à la tête : *Belladonna, Bryonia, Phosphor, Pulsatilla ;* s'il y a trop grande sécheresse du conduit auditif, ou manque complet de cérumen : *Carbo vegetabilis* ou *Lachesis.*

Indications spéciales. Quand il y a bourdonnements intenses des oreilles, surtout quand on se baisse ou qu'on fait un mouvement, s'il y a vertiges, mal de tête, *scintillement devant les yeux, rougeur du visage,* surdité alternant avec un excès de sensibilité de l'ouïe : **Belladonna.**

Quand il y a sensation d'obturation des oreilles avec bourdonnements et bruits de cloches, retentissement des sons et de la voix et *sensation d'un vent frais* soufflant dans l'oreille, ou d'un corps qui dût en sortir, *écoulement* : **Causticum.**

S'il y a accumulation abondante d'un *cérumen sanguinolent*, bourdonnements surtout la nuit au lit, obturation des oreilles quand on se mouche ou qu'on éternue, surdité ou susceptibilité extrême de l'ouïe, frayeur pour chaque bruit : **Conium.**

S'il y a battements, résonnance, éclats dans l'oreille, sensation d'eau intérieure qui ondulerait à chaque pas, ou bien d'air remontant du cou dans les oreilles pendant les renvois, avec surdité s'améliorant en voiture: **Graphit.**

S'il y a bourdonnements comme par un tambour, crépitation dans l'oreille, surdité et sensation d'obturation, sécheresse des oreilles, cérumen en petite quantité, sec, dur, pâle; éruptions à l'oreille : **Lachesis.**

S'il y a des lancées profondément dans l'oreille en parlant, riant ou marchant vite, surdité disparaissant en se mouchant vivement, s'améliorant ou s'aggravant, suivant les saisons : **Mangan**.

S'il y a *ulcérations* au conduit auditif, écoulement de mucosités, de pus ou de sang, *éruptions* aux oreilles ou au cuir chevelu, *engorgement des glandes*, bourdonnements étant couché ou au lit, retentissement de tous les sons dans l'oreille, sensation d'obturation disparaissant en avalant ou en se mouchant : **Mercur.**

S'il y a éruption à l'oreille, ulcérations derrière elle, avec bourdonnements, éclats, gargouillements, surdité prolongée, grande sécheresse dans l'oreille: **Petroleum.**

S'il y a battements, pulsations, bourdonnements apparaissant souvent brusquement, et qui augmentent après avoir marché, mangé ou s'être couché, avec afflux de sang à la tête, vertiges, retentissement de la voix : **Phosphor.**

S'il y a écoulement de mucosités, sensibilité du conduit auditif interne, bruits de cloches ou de tintouins, craquements quand on remue la tête, *surtout chez les jeunes filles chlorotiques ou mal réglées* : **Pulsatilla.**

S'il y a écoulement de pus ou de cérumen liquide, gonflement du pavillon et du conduit de l'oreille, bourdonnements, gargouillements, surtout étant couché, sensation d'obturation cessant brusquement, dureté ou grande sensibilité de l'ouïe : **Silicea.**

S'il y a des *démangeaisons vives*, écoulement de pus, *éruptions*, bourdonnements, surdité, surtout après les éruptions aiguës, *suppression des écoulements de l'oreille* : **Sulphur.**

MALADIES DU NEZ

Rhume de cerveau.

Tout le monde connaît les symptômes qui accompagnent cette affection souvent désagréable. Au début des picotements, une sécheresse et une ardeur pénibles, des éternuments fréquents, de la lourdeur de tête, une sécrétion plus ou moins abondante de sérosité claire, âcre et corrosive, qui rougit les ailes du nez et la lèvre supérieure ; à cet état succède, comme terminaison, la production de mucosités purulentes plus ou moins épaisses, jaunes-verdâtres, qui vont en diminuant graduellement d'abondance. La durée moyenne du coryza est de six à dix jours quand il est abandonné à lui-même. On peut arrêter cette affection au début, ou tout au moins en diminuer l'intensité à l'aide de *Pulsatilla* qui doit être employé, sous forme de teinture-mère, à la dose de une à deux gouttes pour un demi-verre d'eau à prendre dans la journée, et en inhalations qui s'emploient de la manière suivante : on verse quelques gouttes de la teinture-mère dans le creux de l'une des mains qu'on frictionne vivement avec l'autre, et on aspire ensuite fortement les vapeurs qui en résultent. Cette petite opération peut être répétée cinq ou six fois dans la journée.

Si le rhume de cerveau paraît affecter principalement les *sinus frontaux*, ce qui se reconnaîtra à une douleur de tête très-pénible limitée à la racine du nez, on prendra *Antimonium crudum*.

Quand le rhume de cerveau devient chronique, il est presque toujours sous la dépendance d'une constitution scrofu-

leuse ou tuberculeuse ; il n'est pas rare alors de voir survenir des *ulcérations* de la muqueuse, et une sécrétion fétide
qui devient un supplice pour ceux qui en sont atteints. Le
meilleur remède est, dans ce cas, *Arsenic*.

S'il y a simplement *enchifrènement* et obturation du nez,
c'est *Teucrium* qu'il faut prendre.

Si, chez les enfants surtout, il y a en même temps éruptions à la tête et aux oreilles, *engorgement des glandes* du
cou ou des aisselles, donnez *Silicea*.

S'il y a des ulcérations étendues sur les côtés du cou, des
caries osseuses à la face ou aux membres : *Aurum*.

Si en même temps que les symptômes précités, il y a une
tendance au goître : *Iod*.

Coryza des nourrissons.

Le coryza devient une maladie sérieuse pour les enfants
à la mamelle ; la muqueuse, en se gonflant, obture les fosses
nasales qui sont très-étroites à cet âge, et l'enfant est obligé
de respirer par la bouche. Mais dans ce cas la succion du
sein de sa nourrice devient impossible, car la bouche étant
remplie par le mamelon, l'air extérieur ne peut y pénétrer.
Aussi l'enfant est-il pris de suffocation, il s'impatiente, crie,
finit par repousser le sein et dépérit rapidement faute de
nourriture. Il est donc urgent de traiter cette affection le
plus tôt possible. Il faut éviter à tout prix le courant d'air
frais et faire garder la chambre ; on enduira les narines et
l'intérieur des fosses nasales avec un corps gras, huile d'a-
mandes douces, beurre frais et l'on fera prendre aussitôt
Sambucus. Si l'amélioration n'est pas prompte, l'intervention
du médecin devient indispensable.

Éruptions au nez.

Il est fréquent de voir survenir des éruptions ou du gonflement avec rougeur sur les ailes et le bout du nez, à la
suite d'un rhume de cerveau intense et prolongé, surtout
chez les personnes lymphatiques. Les remèdes qui sont indiqués dans le coryza chronique conviennent le plus souvent
dans ce cas ; ce seront en outre *Calcarea* c, *Hepar Sulph.*
c. *Mercur* et *Sulphur* qui feront du bien. S'il y a aux nari-

Ulcérations. nes beaucoup de croûtes reposant sur des *ulcérations*, ce
sont *Antimonium crudum*, *Aurum*, *Thuya* et *Cicuta* qui
conviennent. Si c'est au bout du nez : *Carbo vegetab.*, *Nitri
acid.* et *Silicea*.

Gonflement. S'il y a *gonflement* du nez à la suite d'un coup ou d'une
chute, qu'il y ait de la rougeur et de la sensibilité, il faut
donner après, *Arnica*, *Belladonna*, et *Mercur*.

Furoncles. Contre les inflammations *furonculeuses* des follicules séba-
cés qui occupent le bout du nez, c'est *Mercur* qui est le
meilleur remède.

MALADIES DE LA BOUCHE

Aphthes.

Les aphthes, qui se montrent surtout chez les enfants, sont
caractérisés par la production de petites ulcérations le plus
souvent circulaires ou ovalaires, à fond blanchâtre, déprimé,
entouré de bords rouges et saillants. Elles sont produites par

la malpropreté ou la présence de résidus alimentaires, sucre, lait, qui en se décomposant irritent la muqueuse.

Il est donc nécessaire de prendre des précautions après chaque repas, chez les enfants sujets à cette affection. Quelques doses de *Borax* suffiront à les faire disparaître; s'il y a prédominance d'aigreurs venant de l'estomac, *Acidum sulfuricum* est préférable. Chez les enfants *Mercur* devient un remède fondamental quand il y a diarrhée fréquente, avec selles muqueuses, verdâtres.

Muguet.

Le *Muguet* ou *Blanchet* se rencontre fréquemment chez les enfants à la mamelle ; il diffère des aphthes en ce que, au lieu d'ulcération, il y a des taches blanchâtres, ressemblant à du lait caillé, qui recouvrent par places la voûte du palais, ou les côtés de la bouche. Ces taches offrent en outre cette particularité qu'elles s'enlèvent facilement en les frottant avec un linge ; on mettra cette disposition à profit dans le traitement ; dès que les pellicules apparaîtront, on les enlèvera aussitôt avec l'extrémité d'un doigt entouré de mousseline et on donnera *Borax* et *Acid. muriat.* à l'enfant. Si le mal résiste à ces moyens, un médecin sera appelé.

Inflammation de la bouche ou stomatite.

Dans cette maladie, la muqueuse buccale devient, surtout près de la racine des dents et sur les parties latérales et profondes de la bouche, le siége d'ulcérations souvent étendues, sans forme arrêtée, qui amènent le décollement des gencives en même temps que celles-ci se boursoufflent, deviennent spongieuses et sanguinolentes. Il n'est pas rare de voir survenir un écoulement de salive et des symptômes gastriques et fébriles.

Le remède principal est dans la plupart des cas *Mercur* ; mais il faut le laisser de côté chez ceux qui ont, pour d'autres maladies, pris ce remède ou dont la stomatite est d'origine mercurielle ; dans ce cas *Acide nitrique* sera indiqué.

Quand les gencives sont pâles, boursoufflées, saignant facilement, que les dents s'ébranlent et deviennent noires, c'est *Staphysagria* qu'il faut donner. Si la bouche devient le siége d'ulcérations profondes et douloureuses, choisissez *Kali chloricum* (vingt centigrammes de la première trituration délayés dans un demi-verre d'eau et pris par cuillerées d'heure en heure). — *Carbo vegetabilis* est utile quand il y a odeur fétide, saignement facile, surtout après l'abus du mercure (*Calomel*) comme purgatif.

Avulsion des dents.

Si à la suite de l'arrachement d'une dent, il y a inflammation violente de la gencive, il faut prendre *Arnica* à l'intérieur et en gargarisme (4 gouttes de teinture-mère pour un demi-verre d'eau).

Gingivite expulsive.

Cette maladie revêt deux formes. Dans la première il y a accumulation de pus entre les gencives et la mâchoire et la pression fait sourdre ce dernier par une petite fistule. Dans la seconde forme, le pus se forme au fond de l'alvéole qui reçoit les dents ; celles-ci s'ébranlent alors et tombent très-facilement. Dans les deux cas on emploiera *Iodium*, à l'intérieur en globules, à l'extérieur sous forme de teinture-mère de la manière suivante : on prendra un petit pinceau qu'on imbibera de la solution et avec lequel on badigeonnera aussi exactement que possible tout l'extérieur et autant que faire se peut l'intérieur des gencives malades. Cette petite opération sera renouvelée tous les jours ou tous les deux jours régulièrement, jusqu'à consolidation des dents.

Epulis.

L'*epulis* est une tumeur fibreuse très-dure qui se développe sur les gencives et peut croître suffisamment pour gêner la mastication. Les deux remèdes fondamentaux sont *Staphysagria* et *Sulphur ;* il faut les prendre pendant longtemps (un an) ; on peut éviter ainsi une opération souvent inutile, car la récidive a presque toujours lieu.

Kystes des lèvres.

Il se forme souvent dans l'épaisseur des lèvres, surtout de la supérieure, de petites tumeurs mobiles roulant sous les doigts et qui ne sont autre chose que de petites poches remplies de liquide ; on a l'habitude de les écraser, mais elles reviennent au bout de peu de temps. *Staphysagria* pris pendant longtemps est le remède curatif de ces kystes.

Hygiène des gencives, Beaucoup de ces maladies pourraient être évitées si l'on avait soin de prendre des précautions hygiéniques fort simples. Des lotions de la bouche chaque matin, des frictions douces avec une brosse (peu rude de manière à ne pas excorier les gencives) imbibée d'eau salée, préviendront le plus sûrement l'inflammation et le déchaussement de la muqueuse. ·

Inflammation de la langue.

La totalité ou une partie de la langue peuvent s'enflammer et même suppurer. Les symptômes qui feront reconnaître cette maladie sont ceux de toutes les inflammations : rougeur vive, gonflement et douleur gênant les mouvements de l'organe.

ACONIT, *Cantharis*, *Mercur* sont les principaux remèdes. — S'il y a une cause mécanique en jeu, comme une morsure, un écrasement, une plaie, une piqûre d'insectes, etc., *Arnica* sera le premier médicament à administrer. Si l'inflammation vient du palais, on donnera *Lachesis*.

Blessures de la langue.

Ulcérations de la langue.

On voit souvent apparaître sur les côtés de la langue de petites ulcérations blanchâtres, arrondies, très-douloureuses et accompagnées d'une inflammation assez vive : *Bryonia* et *Nitri acid.* seront les médicaments à donner dans ce cas.

Un moyen qui calme beaucoup les douleurs qui accompagnent les maladies que l'on vient de décrire, ce sont des gargarismes avec du petit lait.

Mauvaise odeur de la bouche.

Le plus souvent elle provient des résidus alimentaires qui

5

se sont fixés entre les dents et qui se décomposent insensi-
blement. Les soins de propreté remédieront facilement à cet
inconvénient.

Quand cette cause ne peut-être invoquée, ce symptôme
est lié à de mauvaises digestions et à des symptômes dyspeptiques dont il sera question plus loin.

Très-souvent cette odeur vient des poumons et c'est l'air
qui sort de la poitrine qui en est imprégné. Dans ce cas
on emploiera des gargarismes avec *Kreosotum* (globules
imprégnés de la première dilution et dissous à la dose de
20 globules dans un verre d'eau). Ce remède sera aussi pris
à l'intérieur. S'il échoue, on le remplacera par *Carbo vegetabilis* employé de la même manière.

Si l'odeur fétide était survenue à la suite d'ulcérations du
nez ou de la gorge, ce seraient *Mercur, Aurum* et *Silicea*
qu'il faudrait consulter.

Flux de salive.

Si ce symptôme est sous la dépendance d'une affection de
l'estomac, il faut s'adresser surtout à *Baryta, Belladonna,
Nux Vomica, Mercur.* S'il dépend d'une affection de la bouche, ce sont: *Mercur, Nitri acidum, Lachesis* qu'il faut donner.
— Si c'est à la suite de l'abus du mercure (Calomel comme
purgatif) que le flux de salive s'est établi, ce seront : *Hepar
sulphur., Iod* et *Acid. nitri.*, qui seront les meilleurs remèdes. Mais il faudra toujours dans ce cas prendre les avis
d'un médecin expérimenté.

Maux de dents.

Les *maux de dents*, cette plaie de l'humanité, sont malheureusement connus de tout le monde ; mais ce que l'on ignore, c'est leur point de départ réel. Ils consistent dans l'inflammation de la racine des dents ou des gencives, dans la disparition de l'émail par l'usage de brosses trop dures ou de poudres de mauvaise qualité, dans l'abus des alcooliques et surtout des préparations camphrées comme dentifrices, dans les brusques transitions du chaud au froid, dans l'habitude de boire froid en même temps qu'on fait usage d'aliments très-chauds.

La cause prochaine des maux de dents consiste toujours dans une irritation maladive de la pulpe nerveuse de la dent souffrante et de son irradiation dans le périoste correspondant.

On distingue les maux de dents de nature inflammatoire, congestive, rhumatismale, goutteuse, nerveuse, organique.

I. *Maux de dents par inflammation.* La douleur est pulsative, la gencive rouge et gonflée, la bouche brûlante, le visage injecté, les joues turgescentes, le pouls plein, dur ; la pression sur la dent douloureuse détermine de la douleur.

Les principaux remèdes curatifs de cette forme de douleurs dentaires sont : *Aconit, Belladonna, Nux vomica, Mercur, Arnica.*

Voyez *Indications spéciales.*

II. *Les maux de dents par congestion* sont caractérisés par une douleur moins intense que dans le cas précédent ; elle consiste plutôt en secousses pénibles ; le visage est rouge, le pouls plein, la tête chaude. On les voit surtout chez les femmes dont les règles coulent mal ou ont été supprimées, chez celles qui sont grosses ou approchent de l'âge critique. Les émotions vives, l'usage des spiritueux, les vêtements trop serrés, la suppression des hémorrhoïdes sont des causes fréquentes de ce mal.

Les remèdes principaux sont *Aconit, Belladonna, Chamomilla.*

III. *Les maux de dents goutteux.* La douleur dans ce cas siége non-seulement dans le périoste qui recouvre l'alvéole de la dent, mais encore dans celui de la mâchoire ; elle est atroce, lancinante, les dents souffrantes paraissent néanmoins saines. Il va sans dire que les manifestations goutteuses antérieures ou brusquement disparues mettront sur la voie du diagnostic. Sont indiqués : *Aconit, Pulsatilla, Rhus, Rhodod., Colchic., Sulphur.*

Voyez *Indications spéciales.* Voir aussi *Goutte.*

IV. *Les maux de dents rhumatismaux* se caractérisent par une douleur rongeante, tiraillante, changeant souvent de place, ne se limitant pas à une dent, mais s'étendant à plusieurs et même à toute la mâchoire et les parties ambiantes. Les lancées sont intermittentes ou rémittentes, plus fortes la nuit, s'aggravant par le froid, se calmant à la chaleur. L'attouchement de la dent ne provoque pas d'aggravation. Les gencives sont congestionnées; les joues enflent parfois beaucoup et la bouche se remplit de salive en même temps que les glandes du cou s'engorgent.

Les meilleurs remèdes sont : *Chamomilla, Pulsat., Nux vomica, Belladonna, Bryonia.*

V. *Les maux de dents nerveux.* Ici la douleur n'amène ni gonflement, ni rougeur, ni abcès ; elle n'est soulagée ou aggravée par aucune influence extérieure et revêt le caractère d'une douleur sourde quoique pénible s'aggravant sans rè-

gle fixe. La dent douloureuse est saine et nullement ébran-
lée. Cette forme de maux de dents se montre chez les femmes, à la puberté, ou au moment des époques, ou pendant
leurs grosesses.

Les maux de dents sont *périodiques* chez les hystériques ;
alors le nerf entier est affecté. L'usage du fard provoque
souvent ces douleurs dans ce cas.

Sont indiqués surtout :

Arnica, Belladonna, Spigelia, Ignatia.

VI. Les *maux de dents par altérations organiques* sont
ceux avec lesquels on observe soit des caries osseuses,
soit des caries dentaires.

Sont indiqués alors surtout : *Bryonia, China, Mercurius,
Staphysagria, Silicea.*

Indications spéciales.

Aconit quand les douleurs extrèmement intenses mettent le malade dans une grande agitation, qu'il y a pleurs et frissons, que la douleur est lancinante *avec afflux du sang* à la figure qui est rouge et animée. Chez les *personnes très-nerveuses et très-sensibles,* **Coffea** peut encore être plus utile.

Arnica quand il y a douleur et gonflement *consécutif à une opération* pratiquée sur les dents, surtout si les joues restent tendues, dures et rouges, une fois que les douleurs ont cédé.

Belladonna (maux de dents congestifs et inflam.) quand les douleurs sont lancinantes, déchirantes, pulsatives et que les gencives *gonflées et très-rouges* saignent facilement;

qu'il y a aggravation par les mouvements du corps, mais *diminution des souffrances par le froid*; sécheresse de la bouche et de la gorge, avec soif vive, visage chaud et rouge, battements dans la tête et *injection des yeux.*

Chamomilla (surtout pour les maux de dents rhumatismaux) quand les douleurs insupportables occupent *tout un côté sans qu'une dent soit particulièrement affectée* et qu'elles s'étendent jusque dans l'oreille et le visage ; qu'il y a *chaleur* et *rougeur d'une joue* et *pâleur* de l'autre; *ni le froid ni le chaud ne sont supportés, les lits de plume* surtout sont pénibles; il y a grande surexcitation, envie de pleurer, angoisse, inquiétude et faiblesse.

Bryonia (maux de dents par carie et rhumatismaux) quand la douleur est tiraillante, pressive, par secousses, comme si l'air frais venait toucher un nerf à découvert ; — *quand il semble que la dent s'est allongée*; quand le contact enlève la douleur ; que celle-ci est aggravée la nuit, calmée par le froid ; quelque fois par le mouvement, *jamais par la mastication*; le patient est calmé en se couchant du côté malade, aggravé en se mettant sur le côté sain. La dent est creuse, la gencive rouge, gonflée.

Mercur (maux de dents par carie, de nature inflammatoire, rhumatismale), quand la douleur siége dans une dent creuse et s'*irradie* jusque dans l'*oreille* et *les yeux*, que les gencives sont douloureuses, glonflées et ulcérées ainsi que les joues; qu'il y a tendance à la formation d'abcès, ébranlement des dents, écoulement de salive; *apparition* et *aggravation* des douleurs *surtout la nuit*, à la *chaleur du lit*, ainsi que par l'usage de *boissons chaudes* ou *froides*; si en même temps les glandes sous-maxillaires sont prises et qu'il y ait sueurs nocturnes.

Nux vomica (maux de dents congestifs, rhumatismaux et nerveux) quand la douleur est caractérisée par des lancées violentes ébranlant tout le corps, surtout à l'*inspiration de l'air frais*; quand la douleur occupe tout un côté, et qu'il semble que les dents sont ébranlées ou trop longues; qu'il y a *aggravation le matin au lit*, par la mastication, les boissons froides, le travail de tête, *soulagement par la chaleur*. Ce remède agit surtout chez les personnes vives, d'un tempérament irritable, qui boivent beaucoup de vin et de café ou mènent une vie sédentaire.

Pulsatilla (maux de dents rhumatis. et congestifs), quand les douleurs déchirantes, lancinantes, pulsatives donnent au malade la sensation d'un tiraillement dans le nerf qui cesserait brusquement; qu'il y a *douleurs d'oreilles* et *céphalalgie semi-latérale*, apparition ou aggravation des douleurs le *soir* ou la nuit, ou au lit et à la chaleur de la chambre, par les boissons et les aliments chauds et *soulagement* par l'*eau froide* et l'inspiration d'*air frais* avec pâleur du visage, frissons; — agit surtout chez les personnes douces tranquilles, blondes, pauvres de sang.

Staphysagria (maux de dents par carie dentaire) quand les douleurs occupent les gencives et surtout les racines creuses, quand les dents deviennent *noires* et *cariées*, quand la gencive est *pâle* et *gonflée, dou-*

loureuse, *exulcérée*, saignant facilement, qu'elle se déchausse,
offre des nodosites et des aphthes;
qu'il y a *aggravation* des douleurs pendant la *mastication*,
les *boissons* et l'*air froid*.

Spigelia (maux de dents
nerveux ou rhumatismaux),
quand les douleurs fouillantes
occupent surtout les dents creuses, apparaissent *de suite après
le repas* ou la nuit au lit, s'aggravent par l'*eau froide* ou l'air
frais; qu'il y a frissons, inquiétude, palpitations, douleurs
d'yeux, gonflement du visage,
avec coloration jaunàtre autour
des yeux.

China (maux de dents par
congestion et carie) quand les
douleurs se montrent la nuit
après le repas ou *le plus léger
contact*, l'inspiration de l'*air
frais* et sont soulagées par le rap-
prochement des màchoires;
maux de dents pendant *l'allaitement;* quand il y a afflux de
sang à la tête avec *gonflement
des veines au front et aux
mains. La chaleur extérieure
soulage; la position horizontale aggrave.*

Rhus toxicod. (maux de
dents surtout rhumatismaux),
quand il y a sensation de tiraillement comme si l'on arrachait
la dent, qu'il y a battements dans
les deux rangées jusque dans le
menton et les pommettes; sen-
sation-douloureuse comme si les

dents étaient trop longues avec
gonflement des gencives; aggravation à l'air frais ou la nuit,
*soulagement par la chaleur
extérieure;* ébranlement et mauvaise odeur dans les dents creuses.

Silicea (maux de dents
par carie osseuse et dentaire),
quand les douleurs siégent plutôt dans la màchoire que dans
les dents, qu'il y a gonflement
des os et du périoste et aggravation la nuit.

Le tableau ci-joint permet de
donner un aperçu rapide des
principaux remèdes énumérés
plus haut, d'après le caractère
de la douleur et les influences
multiples qui agissent sur elle.

GENRE DE LA DOULEUR : *battements* : **Belladonna, China. —** *Pression* : **Bryonia,
Nux vomica.**

Tiraillements et déchirements:
Chamomilla, Rhus.

Secousses : **MERCUR,
Spigel.** *Arrachement :* **Puls.**
Fouillement : **Staphys.**

*Dans les affections des genci-
ves :* **BELLADONNA,
MERCUR, Nux vomica,
Puls., Staphys.**

Avec gonflement des joues :
**BELLADONNA, CHA-
MOMILLA, MERCUR,
Nux vomica, Puls., Sta-
phys.**

Avec ébranlement des dents :
BRYO., Mercur, Nux vo-

mica, **Rhus.** *Dents semblant trop longues :* **Bryonia.**

Avec aggravation le matin : **Nux vomica.**

Le soir : **BELLADONNA, MERCUR, PULS., Rhus.**

La nuit : **Belladonna, Chamomilla, Mercur, Puls., Rhus, Staphys.**

Avec AGGRAVATION *à la chaleur du lit :* **CHAMOMILLA, Mercur, Puls., Spigel.**

Par, la *chaleur* surtout : **CHAMOMILLA.**

Par l'*air frais :* **NUX VOMICA.**

Par les *boissons froides* (dents cariées) : **BRYONIA, CHAMOMILLA, Mercur, Nux vomica.**

Par les *boissons chaudes* et les *aliments chauds :* **BRYONIA, CHAMOMILLA, Mercur.**

Par la *mastication* en général: **BRYONIA, Mercur, Puls.**

Par le *travail de tête :* **NUX VOMICA, Belladonna.**

Par le *café* et le *vin :* **NUX VOMICA, Mercur.**

Par le *mouvement :* **BRYONIA.**

Par le *repos :* **PULS, Rhus tox.**

Par l'*attouchements des dents :* **BRYONIA, China, Mercur.**

. SOULAGEMENT : par l'*air frais;* **PULS.**

Par les *boissons froides :* **BELLADONNA, Puls.**

Par la *chaleur :* **Rhus.**

Par la *marche :* **PULS., Rhus.**

par le *repos :* **Bryonia.**

Par la *position assise au lit :* **Mercur.**

Par l'*usage du tabac :* **MERCUR, Spigel.**

A la chambre : **NUX VOMICA, Staphys.**

Par le *sommeil ;* **NUX VOMICA, PULS.**

MALADIES DU COU

Inflammation du cou.

Esquinancies ,
(angines simples).

Les inflammations du cou ou de l'arrière-gorge (*esqui-nancies, angines*) peuvent revêtir diverses formes, les unes simples, les autres compliquées. Les premières seules seront traitées ici. Elles sont, comme causes, sous la même influence que le rhume de cerveau et le compliquent fréquemment. Il faut noter que les prédispositions individuelles et héréditaires expliquent les récidives fréquentes de cette maladie. Les enfants lymphatiques et scrofuleux, ceux qui ont l'arrière-gorge étroite et en entonnoir y sont particulièrement sujets.

Les phénomènes précurseurs d'une esquinancie sont ceux du catarrhe en général : frissons plus ou moins violents, malaise général, courbature musculaire, sécheresse de la gorge, déglutition gênée. L'examen direct dénote de la rougeur et du boursouflement des tissus qui tapissent l'arrière-gorge. Bientôt le gonflement augmente, les amygdales et la luette se tuméfient au point de gêner considérablement le passage des aliments ; des mucosités épaisses recouvrent les parties précitées et il est souvent nécessaire de les faire expulser à l'aide d'un gargarisme d'eau tiède pour pouvoir examiner à fond les tissus sous-jacents. On observe assez souvent beaucoup d'agitation et un léger délire la nuit chez les enfants prédisposés à cette complication.

Au début, quand l'esquinancie n'est pas dépendante d'une fièvre éruptive, elle peut céder rapidement à l'*Aconit*, si ce sont les symptômes généraux qui prédominent; à la *Bella-donc*, si les douleurs, la congestion à la tête, le délire prennent le dessus.

Si les *glandes qui sont sous la mâchoire sont très-gonflées et douloureuses*, si les mucosités sont sécrétées en grande quantité au point de découler constamment de la bouche et que l'inflammation menace de s'étendre aux gencives et aux parois buccales, c'est *Mercur* qui est le principal remède.

Lachesis remplacerait *Mercur* si les symptômes prenaient rapidement de l'intensité, au point d'amener des *accès de suffocation* et une aggravation marquée *après le plus léger attouchement* ou un *effort de déglutition*.

Baryta muriatica sera administré s'il reste un peu d'induration et de gonflement des amygdales.

Quant aux complications, elles réclament nécessairement la présence d'un médecin expérimenté.

Toux ou Catarrhe aigu et chronique.

Rhume de poitrine et laryngite aigus. Le catarrhe devient *rhume de poitrine* quand c'est la muqueuse du larynx et des bronches qui est affectée. Les picotements, la toux provoquée par la moindre parole ou par les cris, l'altération du timbre de la voix, quand c'est le larynx qui est plus particulièrement pris; — les mêmes symptômes localisés dans les portions supérieures de la poitrine quand ce sont les bronches, telles sont les manifestations qui accompagnent le plus souvent le rhume de poitrine.

Chez les enfants jusqu'à l'âge de dix à douze ans, la toux qui accompagne la laryngite a presque toujours un caractère spécial plus effrayant que grave. Elle est rauque, aboyante et inspire en général de vives craintes aux parents qui croient à l'invasion du croup. Rien de plus facile que de faire céder ce symptôme fatigant.

Voici quelles sont les indications à remplir le plus facilement à l'aide de nos remèdes.

Indications spéciales. Si le catarrhe est accompagné de *frissons et de manifestations fébriles*, si la tête et le cou sont douloureux et que la toux incessante s'accompagne de picotements et de brûlure à la poitrine, il faut donner **Aconit**. Ce remède est d'ailleurs souverain pour le cas spécifié plus haut chez les enfants. Rien n'est plus remarquable que son action dans ces conditions, quelques heures suffisant à produire un amendement notable.

Si pourtant la tête était vivement congestionnée, que les enfants eussent un peu de délire ou délirassent facilement dès qu'ils tombent malades, que la gorge fût rouge, il faudrait remplacer **Aconit** par **Belladonna**; des boissons adoucissantes comme du lait caramelé contribueraient à calmer la toux chez les enfants (*).

Bryonia sera indiqué quand la toux et le picotement se montreront surtout après le repas et amèneront des envies de vomir, ou *en entrant dans une chambre chaude* avec douleurs dans le côté, ou encore si la toux est *grasse*, l'expectoration jaunâtre et qu'il y ait à chaque secousse des douleurs dans la tête, le cou et la poitrine.

Chamomilla si la *toux sèche* se montre *surtout la nuit*

(*) Pour faire du *lait caramelé* on prend une tasse de lait chaud dans laquelle on fait tomber quelques gouttes de sucre fondu ou caramélisé à l'aide de pincettes chauffées suffisamment pour opérer la fusion du sucre et non sa volatilisation. On remue ensuite le mélange et on le donne aussi chaud que possible. Cette boisson convient fort bien aux adultes.

et même pendant le sommeil et se trouve provoquée par un chatouillement et augmentée par la parole.

Euphrasia si avec la toux il y a en même temps *rhume de cerveau* et *rougeur des yeux*, que la toux ne se montre que de jour pour cesser la nuit et reparaître le matin avec une expectoration abondante.

Ipecacuanha surtout chez les enfants, si la toux est *suffocante*, que le visage devienne *rouge ou bleu*, qu'il y ait des nausées et même des vomissements muqueux ; ou bien encore, si la toux est sèche, provoquée par un chatouillement avec palpitations et battements dans la tête.

Hyoscyamus quand la toux est *sèche*, qu'elle s'*aggrave* la *nuit* étant couché, pour diminuer quand on se lève.

Mercur quand la toux est très-ébranlante, qu'elle se montre surtout la nuit et le soir, avant qu'on s'endorme, qu'il y a en même temps saignement de nez, rhume de cerveau, enrouement, douleur expansive à la tête ou diarrhée et tendance à la transpiration sans soulagement.

Pulsatilla si par la toux on expectore facilement beaucoup de *mucosités blanc-jaunâtres*, d'un goût amer et nauséabond avec haut-de-corps et grattements dans la gorge.

Tartarus emeticus si la toux est accompagnée d'une sécrétion de mucosités abondantes, d'une sensation de plaie au cou et à la poitrine et d'oppression amenée par la toux qui diminue par l'expectoration des mucosités.

État chronique. Laryngite chronique ; enrouement.

L'inflammation chronique de la muqueuse du larynx finit par en amener l'épaississement et comme conséquence immédiate des troubles variables pour la phonation. La voix s'altère, s'enroue facilement et peut même disparaître tout à fait. En même temps, un picotement, un chatouillement pénibles se réveillant à chaque parole qu'articule le malade lui procure des accès de toux très-fatigants ; ces derniers lui font rendre des crachats gélatiniformes ou ressemblant à de l'amidon cuit. Il est difficile d'isoler complètement la laryngite chronique de la bronchite chronique ; le plus souvent elles existent simultanément. Toutefois, quand on soupçonnera, d'après les symptômes précités, que c'est le larynx qui est plus particulièrement affecté, on emploiera les remèdes suivants :

Indications spéciales.

Aqua frigida, l'eau froide ; ce moyen populaire très-efficace est surtout indiqué dans la période de transition de l'état aigu à l'état chronique, quand il y a picotements incessants à chaque parole, toux quinteuse amenant des congestions à la face, principalement chez les personnes sanguines. On l'emploie localement en imbibant d'eau froide deux ou trois doubles d'une cravate de mousseline dont on exprime ensuite l'eau avec soin. Il ne faut d'ailleurs mouiller que la portion qui doit recouvrir le larynx. On fait cette application chaque soir en se couchant et le matin il est rare que la cravate ne soit pas sèche et les symptômes si pénibles de la veille calmés.

Argentum foliatum, s'il y a douleur au larynx comme par une *plaie* en toussant, mais non en avalant ; quand le rire amène un amas de mucosités et un accès de toux ; quand, en élevant la voix, il y a une *lancée aiguë qui monte dans le larynx* et provoque chaque fois la toux

et une expectoration de glaires ressemblant à de l'amidon cuit. Ce remède convient surtout aux chanteurs.

Carbo vegetabilis quand il y a picotements au-dessous du larynx et en même temps violents maux de reins lancinants, *enrouement prolongé* augmentant matin et soir, avec toux rude, profonde, expectoration muqueuse, ou purulente chez les personnes délicates et faibles.

Croton tiglium quand il y a douleur de brûlure dans la trachée, au-dessous du larynx, petite toux courte, sèche, parfois très-rauque, se montrant surtout au grand air, *enrouement sans douleur au toucher* ni en avalant ; chez les *sujets moux, scrofuleux*. On peut l'employer concurremment à l'extérieur sous forme d'huile de croton ; trois gouttes suffisent dans ce cas.

Hepar sulphuris c. s'il y a grande impressionnabilité à l'air frais, toux grasse avec râles, nausées et vomissements de mu_

cosités, respiration gênée, sifflante.

Spongia s'il y a *toux courte avec sécheresse* au larynx ou avec douleurs de poitrine comme elles se montrent fréquemment chez les enfants à la suite de refroidissements aux change-ments brusques de temps.

Sulphur est surtout indiqué chez ceux qui sont *sujets aux éruptions*, qui ont de l'enroue-ment avec voix faible et voilée, accumulation de mucosités dans les bronches et le larynx, dou-leur d'excoriation dans la poi-trine, aggravation à l'air froid et humide, *toux pénible avec ex-pectoration blanchâtre ou jau-nâtre le jour*, *toux sèche la nuit*, surtout chez les scrofuleux et les tuberculeux.

Catarrhe pulmonaire.

L'inflammation chronique des bronches, vulgairement nommée *catarrhe pulmonaire*, amène fort souvent avec elle des altérations organiques (emphysème pulmonaire, dilata-tion des bronches, phthisie muqueuse, bronchorrhée), qui rendent sa guérison fort difficile ; aussi ne peut-on dans ces cas que procurer du soulagement, à la condition de faire un choix convenable parmi nos médicaments ; le médecin devra donc être le plus souvent consulté à cet égard. Toute-fois, voici quelques indications assez précises.

On devra donner :

Arsenic, s'il y a toux sèche, ébranlante surtout le soir ou la nuit, excitée par la boisson ou l'air frais, avec *angoisse, accès de suffocation la nuit* étant couché et nécessitant l'élé-vation du tronc, avec grand accablement.

Calcarea c. s'il y a toux violente, sèche comme par la pré-sence de *poussière* dans le cou, surtout le soir au lit ou la nuit pendant le sommeil ; ou encore s'il y a expectoration de matières jaunâtres, épaisses, fétides avec bruits de gros râles, *affaiblissement et amaigrissement.*

Kali carbonic. s'il y a enrouement, sensation d'un corps étranger dans le cou, toux crampoïde la matin et la nuit, amenant une expectoration difficile, *suivie d'un grand affaissement,* ou encore s'il y a *expectoration abondante de pus,* oppression, douleurs dans la poitrine, *sueurs profuses la nuit.*

Phosphorus chez les *personnes scrofuleuses,* s'il y a toux sèche, sensibilité et lancination dans le larynx, *enrouement,* oppression, *afflux de sang à la poitrine et à la tête,* augmentation de la toux par la parole, le rire, le bâillement à l'air libre.

Ac. phosphoricum, s'il y a toux suivie d'une expectoration jaunâtre ou purulente, d'un goût herbacé, plus sèche vers le soir avec *disposition à la sueur et à la diarrhée.*

Stannum, s'il y a expectoration abondante de matières vertes ou jaunes ayant un goût douceâtre ou salé, surtout le matin et la nuit au lit.

Bryonia, Mercur et *Tartarus emeticus* pourront également ment être consultés au besoin.

Croup.

Une maladie presque exclusivement réservée à l'enfance et dont la période d'invasion se rapproche fréquemment du simple catarrhe que l'on vient d'étudier, c'est le *croup* ; c'est ce qui nous engage à placer sa description immédiatement après celle du rhume.

Le croup est caractérisé par une inflammation spéciale qu'on appelle *diphtéritique* ou pseudo-membraneuse, pouvant affecter, quoique avec des degrés d'intensité et de fréquence variables, les fosses nasales, l'arrière-gorge et ses dépendances, le larynx et la trachée, et enfin les bronches.

On l'observe très-rarement dans le nez, plus fréquemment à l'arrière-gorge où on l'appelle aussi *angine couenneuse*, très-souvent au larynx (croup proprement dit), et bien moins dans la trachée et les bronches.

Le croup se montre chez les enfants de deux à huit ans, rarement chez des adolescents, plutôt chez les garçons que chez les filles. Les enfants scrofuleux et lymphatiques, ceux qui ont souffert d'angines répétées y sont particulièrement sujets.

Les prodromes sont souvent légers et ressemblent à ceux du rhume ou catarrhe ; puis on voit apparaître soudain dans les premières heures de la nuit un symptôme très-inquiétant : c'est une toux sèche, rude, aboyante avec secousses violentes de la poitrine ; il s'y joint une grande agitation, de l'angoisse, de l'enrouement, une douleur plus ou moins vive au larynx. Cet accès passé, les enfants retombent dans leur sommeil et en sont bientôt tirés de nouveau par des symptômes identiques, mais qui vont en s'aggravant. La toux devient plus creuse, plus sourde jusqu'à n'amener plus de son ; les inspirations rapides sont sifflantes, la voix s'enroue de plus en plus, puis disparaît. Les efforts de toux semblent devoir amener quelques matières à expectorer : mais le plus souvent on n'observe que de vains et pénibles efforts de vomissements qui parfois arrachent quelques mucosités sanguinolentes ou encore des débris de membranes assez tenaces et souvent tubulaires. La difficulté de respirer augmente ; l'enfant s'élance en avant, porte la main à son cou et renverse la tête ; si l'on n'apporte promptement du soula-gement, la suffocation va croissant graduellement. C'est alors que se montre un symptôme important, mais qui peut faire défaut. l'arrière-gorge apparaît, sur un fond rouge cramoisi, tapissée de pellicules blanchâtres fortement adhé-rentes à la muqueuse et s'arrachant d'une pièce.

Mais déjà il n'y a plus de doutes ! Bientôt des symptômes d'asphyxie apparaissent. Le visage se gonfle, devient vio-lacé ou marbré par places ; la respiration est râlante, le pouls diminue et le pauvre petit malade s'éteint graduelle-ment après de cruelles souffrances.

Ainsi l'on trouve décrites ci-joint trois périodes succes-sives : celle de l'inflammation catarrhale, celle de l'exsuda-tion où la membrane s'est formée et celle de la paralysie où se montre déjà la respiration stertoreuse.

Voici, en résumé, les signes caractéristiques de cette maladie : membrane croupale, toux spéciale (souvent le seul symptôme), difficulté de respirer par le rétrécissement du larynx, perte de la voix. On trouvera plus loin dans un tableau spécial les différences qui séparent le croup de l'in-flammation simple du larynx et du faux-croup.

Il va sans dire que la présence du médecin est indispen-sable ; si toutefois il n'est pas possible d'avoir ses conseils immédiats, on ne trouvera pas superflus les détails minu-tieux qui vont suivre, le croup étant une de ces maladies dont la marche peut être très-rapide et où tous les moments, surtout ceux du début, doivent être précieusement utilisés.

Un enfant est atteint du croup ou ses parents le soupçon-nent, que faut-il faire ? — Comme le croup est une maladie éminemment contagieuse, la première précaution à prendre, surtout pour les familles nombreuses, c'est l'isolement du malade. La chambre devra être spacieuse, aérée, le lit du

6

malade placé de manière à ce que l'on puisse circuler librement tout autour. Avant de commencer à administrer aucun
remède, on se procurera une éponge neuve, non épurée,
encore imprégnée par conséquent d'odeur marine. On la
fendra à moitié au milieu. et on disposera à chaque extrémité un fil qui puisse se nouer autour du cou. Cette éponge
sera imbibée constamment d'eau et mieux de lait très-chaud
et placée au-devant du larynx. Il faut éviter toutefois que
le liquide découle sur la poitrine.

Ces précautions prises, on donnera aussitôt à l'intérieur
Spongia tosta (une ou deux gouttes de la première ou de la
deuxième dilution, d'après l'âge du malade, délayées dans
un demi-verre d'eau), dont on administrera une cuillerée à
bouche toutes les heures ; dans les cas graves, les doses
seront rapprochées toutes les demi-heures ou tous les quarts
d'heure. L'efficacité de ce remède est souvent d'une promp-
titude remarquable et les heureux résultats qu'on a obtenus
avec lui ont gagné plus d'un partisan à l'homœopathie.

Si les débuts du croup étaient accompagnés d'une forte
fièvre avec chaleur, rougeur de la figure, ou s'il survenait à
la suite d'une fièvre éruptive, il serait nécessaire de faire
précéder l'administration de ce remède par celle de l'*Aconit*
(une ou deux gouttes de la deuxième dilution) qu'on pourrait alterner avec *Spongia*. Dans les cas où les symptômes
sont d'une intensité extraordinaire, où il y a grande tendance à la formation des fausses membranes, on fera mieux
de choisir au lieu de *Spongia* l'*Iode* (à la deuxième ou troisième dilution). Ce remède se rapproche beaucoup de
l'éponge, mais a une action plus énergique et plus prompte.

S'il y a du soulagement dans la matinée, il est bon de faire
garder le lit à l'enfant et de continuer *Spongia* à des doses
plus éloignées, jusqu'à ce que l'enrouement ait entièrement

cédé et que la toux ait pris le caractère du simple catarrhe.
Si, vers le soir ou dans la nuit suivante, les accidents se
montrent de nouveau, les doses médicamenteuses seront
aussitôt rapprochées.

Si les fausses membranes sont déjà formées, c'est le
Brome seul qui puisse être administré, car ce médicament
a la propriété spéciale de les désagréger. On emploierait
alors la formule suivante :

> Potion gommeuse. . . 150 gr.
> Bromure de potassium. 50 centigr.

M. Zimmermann attache beaucoup d'importance à l'action curative de l'eau d'Adélaïde dont voici la formule (Heil-
brunn, source Adélaïde) :

> Bicarbonate de soude saturé, 10 grammes.
> Sel marin . . . . . . 10 —
> Iodure de potassium . . . 3 — .
> Bromure de potassium . . 75 centigr.
> Eau filtrée . . . . . . 1,000 grammes.

Il la fait prendre comme médicament et comme boisson.
Il fait usage extérieurement d'une teinture iodo-bromurée
qu'il applique avec un pinceau autour du cou au début de
l'angine couenneuse :

> Iode pur. . . . . . . 12 grammes.
> Alcool rectifié à 95° . . 125 —
> Iodure de potassium . . 4 —
> Bromure de potassium . 2 —
> Eau distillée . . . . 15 —

Il peut se présenter néanmoins certains cas où l'administration d'un vomitif doit précéder celle de nos remèdes. Ce
sont ceux où la fièvre étant modérée, il y a dès le début de
la maladie accumulation de mucosités, ou bien ceux où le
médecin étant arrivé très-tard, l'exsudation des fausses

membranes s'est développée au point d'amener des accès de
suffocation. Il sera donc utile, soit de faire prendre quelques gorgées de lait ou d'eau tiède et, si le vomissement
tarde, de donner la potion suivante :

    Tartre stibié. . . .   5 centigrammes.
    Eau sucrée. . .   90 grammes.

à faire prendre par cuillerées à café jusqu'à vomissement
abondant.

Si après cette conduite la toux devient grasse, même aussi
plus fréquente, et que l'oppression soit liée à la présence de
mucosités accumulées dans les bronches, ce que l'on reconnaîtra aux bruits de *farfotement* qui accompagneront chaque
inspiration, on donnera *Hepar sulphuris c.* deuxième trituration à la dose de cinq centigrammes délayés dans un
demi-verre d'eau. Ce remède doit même être préféré à
Spongia, si, dès le début, il y a beaucoup de mucosités,
que la toux soit fréquente, mais grasse et qu'il n'y ait que
très-peu de fièvre.

Il a été longuement insisté (voyez page   ) sur les caractères de l'inflammation simple du larynx ; on trouvera d'ailleurs dans le tableau ci-joint les caractères qui la séparent
du croup ; mais il est une maladie qui a beaucoup d'analogie
apparente avec lui et qui mérite une description spéciale :
c'est le *faux-croup*.

Faux-croup.

Cette maladie, également propre à l'enfance, n'est, pour
ainsi dire, jamais précédée de prodromes ; elle débute brus-

quement au milieu du sommeil le plus calme par un accès
de suffocation qui réveille le petit malade en sursaut. Il n'y
a point de toux ou, si elle existe, elle est grasse mais accompagnée d'une respiration sifflante, pénible. Il n'y a jamais
non plus de douleur au larynx, mais parfois un sentiment
de constriction au sommet de la poitrine. Cet accès ne dure
que quelques minutes et disparaît aussi brusquement qu'il
s'est montré. Il revient parfois la nuit suivante et parfois
plus inquiétant encore. Il faut néanmoins savoir que la mort
peut survenir au premier accès.

Les remèdes principaux sont :

Belladonna, Ipecacuanha et *Moschus.*

Belladonna est indiquée quand il n'y a plus de connaissance, que la tête est renversée en arrière, le *visage gonflé
ou livide, le siége de secousses et de grimacements*, que l'enfant fait de profondes inspirations qui se suspendent comme
celles d'un mourant ou que les inspirations sont courtes,
crampoïdes, *le corps raide, les membres étendus ou convulsés.*

Ipecacuanha demande la préférence quand l'air inspiré
semble emprisonné dans le larynx et y donne *la sensation
d'un corps étranger,* qu'il y a constriction crampoïde suivie
d'une *expiration sifflante* puis d'une *inspiration libre;* s'il
y a en outre sueur froide, visage angoissé, étiré, envie fréquente d'uriner, émission inaperçue d'une urine claire.

Moschus s'est montré très-efficace quand il y a *sensation
de strangulation comme par vapeurs soufrées,* avec resserrement des voies respiratoires, mouvements convulsifs et
secousses des bras et des jambes ou *raideur tétaniforme du
corps.*

TABLEAU

COMPARATIF DES SYMPTÔMES DE L'INFLAMMATION SIMPLE
DU LARYNX, DU CROUP ET DU FAUX-CROUP.

LARYNGITE SIMPLE.	CROUP.	FAUX-CROUP.
Prodromes du catarrhe. Rhume de cerveau ou esquinancie; fièvre plus ou moins forte; mal de tête.	Les mêmes, mais souvent beaucoup plus fortes.	Début brusque, inattendu, au milieu des jeux, le soir, ou la nuit pendant le sommeil.
Toux rude, aboyante, férine ou coassante.	Toux à timbre métallique très-aigu et sifflante.	Pas ou très-peu de toux.
Oppression légè.e, et même nulle.	Oppression très-marquée, mais diminuée dès que la toux s'est calmée de son côté.	Oppression extrême dès le commencement; imminence de suffocation.
Pas de douleur au larynx, bien prononcée.	L'enfant porte les mains à son cou, comme pour en arracher quelque chose; douleur vive à la pression.	Aucune trace d'inflammation du cou et du larynx.
Pas d'agitation, à part celle que produit la fièvre.	Grande angoisse, qui fait que l'enfant ne peut trouver une bonne place.	Angoisse extrême et vive agitation nerveuse.
Inspirations et expirations libres.	Inspiration gênée, expiration sifflante.	Expiration très-pénible, mais inspiration libre.
Légère rougeur de la gorge.	Rougeur vive, foncée, cramoisie, fausses membranes blanchâtres.	Pas d'injection vasculaire.
Résolution rapide et facile.	Asphyxie imminente si la maladie marche.	Cessation aussi brusque que le début des symptômes morbides.

La grippe.

On entend par ce nom un catarrhe aigu à forme épidémique, qui règne souvent sur des contrées entières et s'ac-

compagne d'une tendance très-prononcée à la prostration et
à la surexcitation nerveuse. Lorsqu'on l'abandonne à elle-
même, ou qu'on la soigne mal, elle produit facilement la
phthisie ou le marasme. Les remèdes principaux sont ordinairement *Mercur*, *Causticum*, *Iod.*, *Aconit*, *Belladonna*,
Nux vomica, *Phosphor*. Pour les indications spéciales, consulter ce qui a été dit pour le traitement de la toux (voyez
p. 82).

La coqueluche.

La *coqueluche* est également une variété spéciale de catarrhe bronchique et laryngé à formes et à périodes multiples, se montrant le plus souvent épidémiquement. Dans la
première période ou *catarrhale*, la toux ne diffère que très-
peu de celle du simple rhume; elle a néanmoins un caractère légèrement quinteux et spasmodique; elle s'accompagne de rougeur et de congestion de la face qui peuvent
établir une probabilité surtout quand il y a des cas confirmés
dans le voisinage. Cette période qui dure de quinze jours à
trois semaines est suivie de la seconde phase ou *convulsive*,
qui donne à la maladie un cachet spécial et ne laisse plus de
doute.

Les petits malades sont pris de quintes de toux prolon-
gées; une série d'expirations très-rapprochées et très-
courtes est suivie d'une inspiration singultueuse et sifflante
très-longue et très-difficile, qui à son tour précède de nouvelles expirations identiques. Cette toux fait rendre à l'enfant des mucosités filantes, parfois abondantes, mais le plus

souvent elle amène des vomissements ;. la figure se congestionne et dans les cas sérieux elle devient violacée ; on
observe alors des hémorrhagies venant du nez, de la bouche
et même des oreilles. Cette seconde période est la plus
longue et la plus fatigante aussi ; elle dure en moyenne un
mois. — Enfin survient la période de déclin dans laquelle
le malaise, perdant de son intensité, s'amende progressivement. Abandonnée à elle-même, la coqueluche dure donc
de huit à douze semaines. Le traitement homœopathique
appliqué dès le début, abrége singulièrement cette durée
qni dépasse rarement trente jours. Les médicaments principaux sont : *Belladonna, Drosera, Cina, Cuprum, Ipeca-*
cuanha, Sambucus, Carbo vegetabilis, Veratrum.

Indications spé-
ciales.

Belladonna convient dans
la plupart des cas où la toux
crampoïde, sèche, aboyante et
forte n'amène que peu de mucosités ; quand la gorge et le cou
sont rouges et douloureux pendant la déglutition, quand le visage et les yeux sont rouges et
qu'il y a des symptômes de congestion céphalique. Ce médicament, administré régulièrement
dans les cas indiqués, abrège
beaucoup la durée de la coqueluche et peut même la guérir en
une quinzaine.

Drosera est le remède par
excellence de la coqueluche, celui qui a fourni le plus grand
nombre de guérisons ; il répond
à la fin de la période catarrhale
et surtout à la période convulsive. Les symptômes caractéristiques qui l'indiquent sont des
accès de *toux retentissante se*

succédant à de rapides inter-
valles, sans que les enfants
puissent respirer, avec *visage*
bleuâtre, saignement de la bou-
che et du nez, sensation de
constriction dans la poitrine et
les hypochondres ; les quintes
sont aggravées par la fumée de
tabac et sont telles que *les ali-*
ments sont vomis presque aus-
sitôt.

Carbo vegetabilis ré-
pond à la troisième période ,
dans le cas où il y a beaucoup
de glaires sécrétées dans la poitrine et la toux grasse et fréquente.

Cina se montre efficace
quand les enfants *deviennent*
tout raides pendant l'accès, et
après celui-ci font entendre un
bruit de gargouillement qui
s'étend du cou au bas-ventre;
s'il y a faim vive après le vomis-

sement ; que le *visage soit pâle, les yeux cernés*; que les enfants portent les doigts dans leur nez et qu'il y ait *des symptômes de vers*.

Cuprum est indiqué dans un degré très-violent de la maladie, quand la respiration manque pendant l'accès, qu'il y a de la raideur et des secousses du corps, que ce n'est qu'*après un moment que le malade revient à lui* et qu'il reste des mucosités dans la gorge et dans la poitrine.

Ipecacuanha s'il y a toux convulsive , violente , *couleur bleuâtre* du visage, saignement du nez.

Sambucus quand la toux est grasse avec sifflements dans la poitrine, vomissements fréquents, oppression constante, léger gonflement du visage , émission abondante d'urines, ténesme vésical.

Veratrum s'il y a vomissements violents , *visage pâle, étiré , sueur froide , grande crainte de l'accès*, soif et frissonnement, émission des urines pendant la toux.

Il va sans dire que si l'on peut faire changer d'air aux petits malades, on hâtera certainement leur rétablissement. Les vallées où règne un air chaud et humide conviennent à la deuxième période de la coqueluche; les hautes montagnes, au contraire, à la troisième période. S'il n'est pas possible de se rendre dans ces localités, on recherchera le voisinage d'un grand fleuve où les courants d'air sont toujours rapides. Si un voyage n'est pas réalisable, la température de la chambre sera aussi uniforme que possible ; on ne laissera sortir les enfants que par les temps doux. Le régime sera léger , surtout s'il y a des vomissements alimentaires fréquents ; les repas seront peu copieux mais plus rapprochés.

Il faut en outre noter que ces remèdes, surtout la *Drosera*, ne réussissent pas toujours, et que leur action dépend de la constitution médicale régnante qu'il faut avant tout savoir consulter.

Goître.

Le *goître* est l'engorgement, la tuméfaction, l'induration et même la dégénérescence de la glande thyroïde, située au-

dessous du larynx. Il est presque toujours lié à la constitution scrofuleuse, mais peut apparaître en dehors de cet état
chez ceux qui ont fait beaucoup d'efforts de chants, de cris,
etc. Le goître est endémique dans quelques pays et se
trouve presque toujours lié au crétinisme.

Les meilleurs remèdes sont *Spongia tosta* et *Iod*. donnés
régulièrement en teintures (de la première à la sixième), à la
dose de quatre gouttes à prendre dans un demi-verre d'eau
en deux jours. *Spongia* seul suffit dans la majorité des cas,
pourvu qu'on mette de la persévérance dans le traitement
(de quatre à sept mois). Il est bon d'employer simultanément ces remèdes à l'extérieur en incorporant de quatre à
dix gouttes de teinture-mère, suivant les âges, dans trente
grammes d'axonge, qu'on emploierait en frictions tous les
jours sur la tumeur.

S'il y a beaucoup d'oppression, voire même des accès de
suffocation, on donnera *Hepar sulph. c.*, sixième trituration
cinq centigrammes à prendre en une dose tous les trois
jours.

Dans les cas rebelles, *Calcarea* et *Silicea* rendent encore
des services. Si le goître est *kystique*, c'est-à-dire plein de
liquide, ce qui se reconnaîtra à sa forme arrondie, globu-
leuse et à la fluctuation qu'on y pourra percevoir, il faut donner *Lachesis*.

Les pommades fortement iodées, l'iodure de potassium
doivent être laissés soigneusement de côté, surtout chez
ceux qui ont la poitrine délicate, car il en peut résulter des
accidents mortels dans ce cas.

MALADIES DE LA POITRINE

Inflammation des poumons.

Cette maladie, qui peut revêtir diverses formes, est trop sérieuse pour qu'on essaie de la soigner sans le concours d'un médecin, qui seul est d'ailleurs à même d'en poser un diagnostic précis. Toutefois, il est bon qu'on soit renseigné sur les symptômes du début et sur les indications des médicaments à donner en son absence. — Au début, il y a presque toujours un frisson violent suivi d'une réaction fébrile en rapport avec l'âge et la nature du malade, de la gêne de la respiration, des accès de toux sèche, ébranlante, secouant la poitrine et amenant une douleur vive dans le côté correspondant à l'inflammation. Bientôt les accidents augmentent et l'expectoration prend un caractère spécial qui ne permet plus le doute; les crachats deviennent visqueux, adhérents entre eux et au vase qui les contient; ils prennent en outre des teintes diverses variant de l'ambre jaune au jus de pruneau le plus foncé. Cette coloration est due à du sang extravasé des vésicules pulmonaires enflammées. D'après la nature du sujet, ses prédispositions, le siége de la lésion du poumon, il peut survenir du délire, de l'aggravation ou des phénomènes nerveux généraux : chute des forces, sueurs visqueuses, évacuations involontaires, etc. Le mal se termine par résolution de l'inflammation ou par la suppuration.

Aconit sera le remède à administrer dès le début, surtout s'il y a forte fièvre, pouls dur et vibrant, grande agitation, sensation d'afflux sanguin et de bouillonnement dans la poitrine, toux sèche, crampoïde, douleur vague dans un côté du thorax, vives douleurs de tête, grande soif, urine rare et foncée. Une ou deux gouttes de la troisième dilution dans un demi verre d'eau peuvent diminuer beaucoup l'intensité des symptômes.

Bryonia est surtout efficace quand il y a inflammation concomitante de la plèvre, et par suite, vives douleurs lancinantes et déchirantes s'aggravant à chaque inspiration ou accès de toux, violent mal de tête, agitation et troubles divers indiquant que le cerveau est pris ; en général *Bryonia* suivra l'administration de l'*Aconit*, aux mêmes doses, dès que celui-ci aura calmé la fièvre. Pourtant on pourrait débuter par *Bryonia* si les symptômes que présente le malade sont d'accord avec ceux que l'on vient de lire.

Phosphor convient surtout à la seconde période, celle où les crachats sont rouillés et quand il y a prostration, chute des forces, délires et divagations.

Tartarus emeticus est utile quand la résolution commence, qu'il y a toux grasse, râles muqueux abondants.

Sulphur est le meilleur remède pour hâter le rétablissement final quand il persiste quelques points du poumon encore indurés et enflammés.

Arnica convient surtout aux inflammations de nature mécanique et quand l'expectoration contient beaucoup de sang.

Inflammation de la plèvre (pleurésie).

La *pleurésie* complique souvent la pneumonie, mais elle est beaucoup plus grave que cette dernière, et il ne faut pas croire qu'on puisse la traiter sans la surveillance d'un médecin. Les symptômes les plus caractéristiques sont : un violent point de côté gênant la respiration, une toux minime manquant parfois, et quand elle existe, amenant des crachats muqueux non colorés de sang. L'oppression dépend de la quantité de liquide épanché dans la plèvre malade, ainsi que de l'intensité des douleurs. Alors apparaissent des signes spéciaux fournis par l'examen de la poitrine et que le médecin seul peut constater.

Aconit est à donner au début si les symptômes fébriles, l'oppression et l'angoisse sont prononcés.

Bryonia suivra quand les symptômes précités auront été amendés et qu'il restera un violent point de côté ; si la fièvre est minime dès le début, il faudra commencer d'emblée le traitement par *Bryonia*.

Si l'épanchement se résout lentement et difficilement, le meilleur remède est *Sulphur*.

S'il échoue, on donnera *Cantharis*, et dans ce cas il sera bon de l'employer aussi à l'extérieur sous forme de larges vésicatoires.

Si après la résolution de l'épanchement, il persiste de la toux qui est le plus souvent sèche et courte, de l'oppression et un sentiment de malaise dans la poitrine, on donnera *Senega*.

Pleurodynie ou point de côté.

Il ne faut pas confondre la pleurésie avec ce que l'on nomme la *pleurodynie* ou *point de côté*. Celle-ci réside dans les parois de la poitrine et le plus souvent dans les plans musculaires qui séparent les côtes les unes des autres.

Arnica et *Ranunculus bulbosus* sont les meilleurs remèdes à lui opposer.

Maladies du cœur.

Elles peuvent être aiguës et chroniques. Les premières consistent dans l'inflammation soit du cœur, soit de ses enveloppes. Elles sont une complication fréquente de la maladie nommée rhumatisme articulaire aigu. Le traitement doit en être réservé au médecin seul. Toutefois, si en l'absence de celui-ci, un malade atteint de rhumatisme aigu était brusquement saisi de douleurs dans la région du cœur avec oppression, angoisse, étouffement, forte fièvre, il faudrait donner d'emblée *Aconit*.

Rien n'est plus fréquent que de voir des endo-péricardites rhumatismales amener à leur suite des lésions organiques dans le cœur qui altèrent profondément le mécanisme de sa circulation propre, et qui deviennent le point de départ de troubles généraux auxquels on ne peut malheureusement apporter que des soulagements, du moins à l'âge adulte ;

car chez les enfants il n'en est pas de même ; on peut avec des soins obtenir la cessation d'accidents mortels à un âge plus avancé.

Palpitations.

Le symptôme le plus pénible et le plus fatigant pour les malades atteints d'une affection du cœur, ce sont les *palpitations* ou battements tumultueux qui gênent la marche et coupent la parole. On rencontre du reste fréquemment ce symptôme dans les maladies purement nerveuses, mais le médecin seul peut en faire la différence.

Le remède principal pour calmer les palpitations, celui qui réussit dans la majorité des cas, c'est *Spigelia*.

S'il y a de violents accès la nuit avec angoisse insupportable et oppression, nécessité de s'asseoir dans le lit pour mieux respirer, on donnera *Arsenic*.

Au point de vue des causes, on peut conseiller pour les *palpitations nerveuses :*

Aconit et une heure après *Chamomilla* à la suite d'une violente colère ; *Opium* après une frayeur ; *Ignatia* après un chagrin ; *Coffea* après une vive joie ; *Pulsatilla* chez les femmes pauvres de sang ou atteintes de pâles couleurs ; *Platina* chez les femmes hystériques et nerveuses, *China* ou *Ac. phosphorique* chez les personnes affaiblies par l'allaitement, pertes d'humeurs, maladies graves ; — à la suite de vapeurs *Sepia ;* — à la suite de l'âge critique *Lachesis*.

Asthme essentiel.

L'*asthme* est une maladie relativement rare ; on confond, il est vrai, avec elle l'oppression qui accompagne le catarrhe chronique arrivé à ses dernières périodes. Mais il y a entre ces deux formes d'asthme cette différence que l'une est liée à des lésions diverses des voies respiratoires, et que l'autre (asthme essentiel) étant un état nerveux des mêmes organes ne présente rien de semblable. L'asthme, souvent héréditaire, débute plus ou moins brusquement et parfois à des intervalles réguliers qui peuvent varier de un ou plusieurs mois à une année ; au moment des accès il y a une difficulté extrême à respirer ; la toux manque presque toujours et, après avoir rapidement crû en intensité, les symptômes diminuent peu à peu. Les remèdes principaux à donner dans l'asthme sont : *Arsenic, Belladonna, Ipecacuanha, Lobelia, Lachesis.*

Indications spéciales.

Arsenic est indiqué chez les *gens nerveux et hypocondriaques*, quand l'accès apparaît après un rhume répercuté ou à la suite d'excès de boissons, quand la respiration est râlante, qu'il y a recherche ardente d'air frais qui semble imprégné de poussière, *quand l'asthme éclate vers minuit*, s'aggrave par le mouvement et qu'il y a une agitation extrême.

Belladonna chez les *sujets sanguins* prédisposés aux *congestions à la tête* ou la poi-trine, dont les accès apparaissent après avoir respiré ou fumé du tabac.

Ipecacuanha *quand l'accès apparaît brusquement au milieu du sommeil* avec toux courte, fréquente et sèche, sensation de constriction au larynx dans lequel il semble qu'il y ait un corps étranger ; quand l'air expiré sort en sifflant, mais que les inspirations sont libres. Les accès offrent des rémissions ou du calme de cinq à dix minutes puis les symptômes de suffocation apparaissent de nouveau ; il y a alors *sueur froide au visage*, qui est décomposé, les urines sont fréquentes, aqueuses ; il y a une agitation extraordinaire.

Lobelia inflata, dans les accès d'asthme liés à des *altérations organiques du cœur, des gros vaisseaux ou des poumons*, revenant périodiquement avec

respiration angoissante, difficile et sensation de plénitude et de resserrement dans la poitrine ; quand l'accès apparaît *dès qu'on se lave avec de l'eau froide* ou que la nourriture a été trop copieuse.

Si les accès reviennent périodiquement et régulièrement tous les mois, c'est **Lachesis** qui est indiqué.

Phthisie pulmonaire.

On comprend sous ce nom la tuberculisation des poumons. Il est impossible d'entrer dans des détails au sujet de cette maladie qu'un médecin seul peut et doit traiter. Toutefois, les principaux remèdes sont au début *Kali carb.* et *Calc. c ;* s'il y a diarrhée abondante et sueurs colliquatives : *Ac. phosphor.* ; s'il y a fièvre de consumption, ce seront *Arsenic, Bryonia* ou *Silicea* qui seront les meilleurs remèdes à donner (voyez *toux*, page 82).

MALADIES DE L'ESTOMAC

Ce chapitre comprendra successivement l'*Indigestion*, la *Dyspepsie* (faiblesse ou troubles des digestions) et la *Gas-*

tralgie (crampe d'estomac). Les autres maladies de l'estomac ne peuvent être soignées que par un médecin.

Indigestions.

L'*indigestion* vient, comme son nom l'indique, d'une digestion ou accidentellement très-laborieuse ou impossible. Un excès de nourriture, l'ingestion de substances mal apprêtées, l'usage de certains aliments auxquels un estomac délicat n'est pas habitué, voilà les causes les plus ordinaires de cet accident. Les symptômes de l'indigestion sont trop connus pour qu'il soit nécessaire d'y insister longuement : sensation de poids incommode à l'estomac, renvois, nausées, mal de tête insupportable, malaise général rendant incapable de mouvement, enfin vomissements plus ou moins faciles des aliments ingérés et souvent selles diarrhéiques fréquentes, tel est le tableau rapidement esquissé du mal à combattre. Deux cas peuvent se présenter : ou l'indigestion est telle que la nature provoque spontanément le rejet des matières, ou elle est légère et il suffit de quelques médicaments pour calmer les symptômes.

Dans le premier cas une seule chose est à faire : favoriser le vomissement par l'administration d'eau tiède, la titillation de la luette et même au besoin par un vomitif.

Dans le second cas, voici les remèdes à conseiller :

Dès le début, *Ipecacuanha*, s'il y a nausées, pesanteur incommode au creux de l'estomac.

Nux vomica, si les vomissements deviennent incessants et très-pénibles.

Toutefois, d'après la nature des substances qui ont produit l'indigestion, on peut choisir un remède plus approprié. Ainsi s'il y a indigestion par :

<table>
<tr><td>Indications spéciales.</td><td>Aliments salés.</td><td>Carbo vegetab.</td></tr>
<tr><td>Indigestions d'aliments solides.</td><td>— doux.</td><td>Ignatia.</td></tr>
<tr><td></td><td>— acides</td><td>Antimonium crud.</td></tr>
<tr><td></td><td>De viande putride.</td><td>Carbo vegetab.</td></tr>
<tr><td></td><td>— fraîche.</td><td>Causticum.</td></tr>
<tr><td></td><td>— de veau</td><td>Ipecacuanha.</td></tr>
<tr><td></td><td>— de porc</td><td>Carb. veget., Pulsatilla.</td></tr>
<tr><td></td><td>— de saucisses gâtées.</td><td>Belladonna.</td></tr>
<tr><td></td><td>— de poisson</td><td>Plumbum.</td></tr>
<tr><td></td><td>— de poisson gâté</td><td>Carbo vegetab.</td></tr>
<tr><td></td><td>— de moules.</td><td>Lykopodium.</td></tr>
<tr><td></td><td>— d'œufs.</td><td>Ferrum.</td></tr>
<tr><td></td><td>— de beurre, de graisse</td><td>Carb. veget., Pulsatilla.</td></tr>
<tr><td></td><td>— de tartines de beurre</td><td>Pulsatilla.</td></tr>
<tr><td></td><td>— de fromage</td><td>Colocynthis.</td></tr>
<tr><td></td><td>— de fromage gâté.</td><td>Bryonia.</td></tr>
<tr><td></td><td>— de pain</td><td>Bryonia.</td></tr>
<tr><td></td><td>— de pain de seigle.</td><td>Pulsatilla.</td></tr>
<tr><td></td><td>— de farineux</td><td>Sulphur.</td></tr>
<tr><td></td><td>— de pâtisseries.</td><td>Pulsatilla.</td></tr>
<tr><td></td><td>— de choucroûte</td><td>Bryonia.</td></tr>
<tr><td></td><td>— de carottes</td><td>Calcarea c.</td></tr>
<tr><td></td><td>— de salade.</td><td>Calcarea c.</td></tr>
<tr><td></td><td>— de navets.</td><td>Pulsatilla.</td></tr>
<tr><td></td><td>— de pommes de terre.</td><td>Alumina, Veratrum.</td></tr>
<tr><td></td><td>— de légumes secs.</td><td>Bryonia.</td></tr>
<tr><td></td><td>— de fruits</td><td>Pulsatilla.</td></tr>
<tr><td></td><td>— de poires</td><td>Veratrum.</td></tr>
<tr><td></td><td>— de fruits glacés</td><td>Pulsatilla.</td></tr>
<tr><td>Indigestions de liquides.</td><td>S'il y a indigestion d'eau.</td><td>Cocculus.</td></tr>
<tr><td></td><td>— de lait.</td><td>Nux vomica.</td></tr>
<tr><td></td><td>— de bière</td><td>Belladonna.</td></tr>
<tr><td></td><td>— d'eau-de-vie</td><td>Nux vomica.</td></tr>
<tr><td></td><td>— de vin.</td><td>Arsenic, Nux vomica, Opium.</td></tr>
<tr><td></td><td>— de vin imprég. de plomb.</td><td>Sulphur.</td></tr>
<tr><td></td><td>— — de soufre.</td><td>Pulsatilla.</td></tr>
</table>

S'il y a indigestion de vin aigre.	Antimon. crud.
— de café.	Nux vomica, Chamomilla.
— de thé.	Coffea ou China.
— de limonade	Selenium.
— de tabac	Nux vomica, Cocculus, Veratrum.

Si le mal se caractérise surtout par des renvois, donnez **Bryonia** ou **Nux vomica, Pulsatilla, Veratrum**. Si les renvois sont *amers*, donnez **Bryonia, Nux vomica** ou **Pulsatilla**; s'ils sont *aigres*: **Phosphor, Calcarea c.,** ou **Ac. Sulfuricum**; s'ils sont *pourris* : **Hepar sulf.** ou **Tartarus emeticus**. Si les renvois ne *peuvent se faire* : **Cocculus** et **Phosphor**; s'ils sont *bruyants* : **Veratrum** ou **Platina**. Si les aliments *reviennent dans la bouche*, il faut donner surtout **Bryonia, Ferrum, Ignatia, Phosphor** ou **Sulphur**.

S'il y a *hoquet*, les remèdes principaux sont : **Ignatia**, **Nux vomica** et **Hyoscyamus**.

Il faut savoir, en outre, que l'indigestion peut être mortelle, surtout chez les personnes âgées disposées aux congestions à la tête. Il ne faut donc pas croire que, dans ces conditions, ces indications soient suffisantes; la présence d'un médecin est de toute nécessité.

Dyspepsie ou difficulté des digestions.

La *flatulence* (formation de gaz) est le symptôme le plus constant qui accompagne les mauvaises digestions, c'est tout au moins le plus incommode et le plus pénible pour les malades ; aussi cette forme de dyspepsie fera-t-elle le sujet principal de ce chapitre. Les hommes de cabinet, ceux qui mènent une vie sédentaire ou qui fatiguent outre mesure leur estomac par trop de nourriture ou une abstinence trop prolongée en sont atteints spécialement. Rien d'ailleurs ne favorise plus cette forme de dyspepsie que l'irrégularité des repas pris à la hâte, l'esprit travaillant sans cesse pendant ce moment.

La dyspepsie flatulente consiste en une excrétion exagérée de gaz intestinaux amenant de la pesanteur, des renvois abondants le plus souvent sans goût ou rappelant celui des aliments, des nausées, du ballonnement, des bruits constants de grondement dans les intestins, des alternatives de diarrhée ou de constipation. La bouche s'empâte, le goût se pervertit, la langue se couvre d'un enduit blanc et se sèche; enfin, le sang afflue à la tête qui se congestionne et devient pesante.

Dans ces conditions, il est indispensable de veiller à son régime et de réformer les mauvaises habitudes qu'on a contractées. Les repas seront réguliers, la mastication et l'insalivation des aliments aussi complètes que possible; un exercice modéré après chaque repas favorisera la digestion et préviendra les congestions à la tête. Le tabac après le repas est particulièrement nuisible; il contient des substances narcotiques qui paralysent l'estomac et troublent les digestions; il est donc préférable d'attendre quelque temps avant de fumer ou même de se défaire de cette habitude.

Comme médicaments, sont indiqués :

Indications spéciales.

Bryonia chez ceux dont l'estomac est sensible au toucher, qui ont des frissons, de la soif, de la sécheresse dans la bouche et la gorge, *la langue couverte d'un enduit blanc comme de la craie* ou jaune, avec des aphthes, de la constipation.

Calcarea c. chez ceux qui ont des *renvois acides*, des ai-greurs dans la bouche, des gargouillements abondants, du dégoût pour la viande, une faim dévorante, du ballonnement et de la sensibilité de l'estomac.

Chamomilla s'il y a constamment de l'amertume de la bouche, des renvois ayant *le goût de bile*, des vomissements de mucosités verdâtres et amères, de la chaleur et des douleurs de tête, le visage rouge, les yeux cuisants, le sommeil irrégulier avec *grande surexcitation*.

Ipecacuanha quand il y a dégoût pour tous les aliments, vomissements fréquents avec coliques et diarrhée, langue nette, malgré les malaises.

Nux vomica chez les *buveurs de café*, chez ceux qui *mènent une vie sédentaire, ont des hémorrhoïdes*, qui se plai-

gnent de plénitude de l'estomac, de renvois après le moindre repas, dont la langue est chargée, la bouche pâteuse et amère, qui ont des nausées, *de la constipation, des congestions à la tête*.

Tartarus emeticus quand il y a renvois à vide d'air ou de sérosités amères, sécrétion de glaires rejetées par le vomissement, coliques, diarrhées.

Gastralgie ou crampes d'estomac.

La *gastralgie*, vulgairement nommée *crampe d'estomac*, est commune à plusieurs maladies de cet organe ; ainsi on la rencontre dans la dyspepsie décrite plus haut, dans les ulcères simples de l'estomac, dans les dégénérescences de la muqueuse, dans la chlorose, etc. Mais on la rencontre très-souvent aussi à l'état primitif constituant une maladie spéciale. C'est cette dernière forme qui sera exposée ici.

La gastralgie est essentiellement constituée par une douleur occupant le creux de l'estomac et s'irradiant parfois dans les régions voisines ; cette douleur est d'intensité variable ; elle revêt certains caractères propres, depuis la sensation de griffe jusqu'à celle de brûlure. Elle peut être augmentée ou diminuée par l'ingestion des aliments et se montrer même périodiquement. Enfin, elle s'accompagne de troubles notables de la digestion consistant en renvois, nausées, vomituritions violentes à jeun.

Belladonna est indiquée si l'estomac est très-sensible à la pression et que la douleur s'irradie jusqu'au dos, quand il y a des troubles du côté de la menstruation et que la digestion n'est pas sensiblement dérangée.

Bismuth convient surtout quand la douleur crampoïde, insupportable s'accompagne de *renvois fétides*, de violents efforts de vomissements, de gargouillements et de coliques.

Bryonia s'il y a pesanteur comme par un poids dans l'estomac de suite après le repas, s'aggravant par le mouvement et soulagée au lit et par les renvois ; s'il y a amertume de la bouche, nausées, constipation.

China est indiqué *chez les personnes affaiblies* qu'on a fait souvent vomir, qu'on a purgées ou saignées fréquemment ou quand les douleurs apparaissent à la suite d'un allaitement prolongé *avec grande faiblesse des digestions* ; s'il y a pesanteur après chaque repas, gonflements, coloration jaunâtre de la peau, soulagement des douleurs par le mouvement.

Chamomilla dans le cas où les douleurs crampoïdes sont *soulagées par la position accroupie*, si c'est la nuit que la douleur se révèle, surtout avec angoisse, inquiétude, oppression, s'il y a plutôt diarrhée que constipation.

Cocculus quand la douleur pinçante existe dans l'estomac et le ventre et *s'accompagne de syncopes et de vertiges.*

Nux vomica si la douleur se montre peu de temps après le repas sous forme de poids, de griffe avec gonflement et sensation de constriction comme par une bande rigide, s'il y a des renvois, besoin continuel de manger, gargouillements, constipation. **Nux vomica** est surtout efficace *chez les personnes hypocondriaques et irascibles* qui font *abus de liqueurs, de café*, qui mènent *une vie sédentaire* et souffrent *d'hémorrhoïdes.*

Phosphor est également un bon remède quand il y a douleur violemment comprimante ou brûlante, apparaissant après le repas et s'accompagnant de beaucoup de ballonnement, de renvois, de nausées, de *brûlure s'irradiant de la bouche à l'estomac*, ou alternant avec une sensation de froid avec douleur en avalant.

Pulsatilla est efficace *chez les jeunes filles chlorotiques* et en général chez les *personnes d'un tempérament phlegmatique* et dont les tissus sont mous ; agit surtout si la douleur s'accompagne de frissons, de réfrigération des extrémités, de tendance à la diarrhée, de nausées ou de vomissements des aliments.

Quand il y a *prostration de l'économie*, grande débilité, **Arsenic** est un remède fondamental surtout s'il y a douleur insupportable de *brûlure*, *angoisse* et *agitation inexprimable*, grande sécheresse et soif, nausées et vomissements de tout ce qui est ingéré ou de masses muqueuses vertes ou sanguinolentes avec diarrhée.

Si pendant la déglutition il y a un obstacle ou une douleur comme si les aliments ne pouvaient descendre ou dussent se frayer un passage à travers des endroits douloureux, il faut administrer surtout **Baryt**, **Ignatia** ou **Phosphor**.

Si les douleurs d'estomac sont calmées de suite après le repas **Chelidonium** se montrera souvent efficace.

MALADIES DE L'ABDOMEN

Inflammation du péritoine (Péritonite).

La péritonite est l'inflammation de l'enveloppe séreuse qui tapisse les parois de la cavité où sont contenus les intestins, et qui se replie sur eux afin de les maintenir en place et de faciliter leur glissement. La péritonite peut être générale ou partielle et se complique le plus souvent d'*entérite* ou d'inflammation des intestins eux-mêmes. C'est une maladie trop grave pour que la surveillance du traitement ne soit pas abandonnée à un médecin. Toutefois, voici les symptômes du début les plus frappants et l'indication des remèdes à donner aussitôt en son absence.

Douleur violente, pongitive occupant un espace plus ou

moins restreint de l'abdomen, aggravée par la pression, les secousses de la toux ; à un degré plus avancé, le simple attouchement des draps devient intolérable. Le ventre se ballonne, des nausées, des vomissements par régurgitation apparaissent en même temps qu'on observe une agitation et une angoisse extrêmes. Le visage s'altère profondément, il y a une soif très-vive, une fièvre ardente, le plus souvent de la constipation ; s'il y a entérite en même temps on observe de la diarrhée.

Il faut donner aussitôt de l'*Aconit* à basse dilution et à doses répétées. Si, après ce remède, les douleurs continues se sont calmées et qu'elles reviennent ensuite par accès avec un caractère de constriction ou d'arrachement, il faut administrer *Belladonna* (ces deux remèdes seront donnés à la première dilution à la dose de dix gouttes pour un verre d'eau, à prendre à intervalles très-rapprochés).

Le résultat le plus constant de l'inflammation du péritoine c'est la formation de liquides qui, en s'épanchant dans l'abdomen, le distendent et se reconnaissent par ce que l'on appelle la *fluctuation*. *Bryonia* est indiqué dans cette période, mais à la condition d'être longtemps continué.

Si, pendant la convalescence, il reste des pincées augmentant pendant les selles, que celles-ci soient muqueuses ou aqueuses, souvent sanguinolentes, il faudra donner *Mercurius solubilis*. Ce remède agira bien aussi contre les exsudations quand toute trace d'inflammation aura disparu.

Ipecacuanha sera indiqué si l'estomac est surtout affecté, qu'il y ait douleur et gonflement, grande angoisse avec vomissements violents.

Arsenic s'il y a chute des forces, selles sanguinolentes, refroidissement des membres, pâleur du visage et imminence de gangrène.

Cantharis, s'il y a en même temps inflammation de la vessie, douleurs brûlantes, épreintes pour uriner.

Hyoscyamus s'il y a diarrhée abondante, involontaire, délires, perte de connaissance, obscurcissement des sens.

Inflammation des intestins.

L'inflammation des intestins prend le nom de *gastro-entérite* quand l'estomac y participe ; elle s'appelle *dyssenterie* quand ce sont les dernières portions du gros intestin qui sont surtout affectées. Dans l'*entérite,* des douleurs de brûlure s'irradient depuis la bouche jusque dans l'abdomen, où elles se concentrent fréquemment autour de l'ombilic. La diarrhée accompagne ces symptômes ; les selles sont peu fréquentes et sont annoncées par un redoublement de coliques ; le ventre se rétracte ou se ballonne, surtout chez les enfants, la pression est mal supportée et si c'est le gros intestin qui commence à être affecté, la douleur rappelle celle de la péritonite. La langue devient rouge, souvent écarlate ; les papilles se hérissent, se sèchent, il y a vive soif, des nausées, des vomissements souvent à la moindre gorgée de liquide avalé.

Entérite simple.

Les remèdes principaux sont :

Indications spéciales.

Arsenic quand les selles foncées seront fétides, les *douleurs insupportables, brûlantes* avec *grande angoisse,* soif, vomissements et *diarrhée après chaque aliment; langue rouge et sèche,* cuissons à l'anus.

Croton tiglium s'il y a douleur d'excoriation dans le ventre autour de l'ombilic, *selles fréquentes et très-abondantes comme de la bouillie* avec élancements à l'anus, éruptions miliaires sur la poitrine ou les membres.

Mercur quand les douleurs[1]

seront *tordantes ou pongitives*, | à la moindre pression, selles mu-
brûlantes autour de l'ombilic, | *queuses ou ressemblant à des*
qu'il y aura sensibilité extrême | *œufs brouillés.*

Chez les jeunes enfants, il est fréquent de voir l'entérite se terminer par le *ramollissement de la muqueuse intestinale* ou la *lientérie*. Ces deux complications demandent un traitement spécial.

Ramollissement de la muqueuse intestinale.

Une diarrhée abondante, verdâtre, aqueuse, résistant à tous les moyens employés, s'accompagnant d'un amaigrissement et d'un dépérissement rapides, tels sont les symptômes ordinaires du ramollissement de la muqueuse des intestins. Le meilleur remède à opposer à cet état est *Ignatia*, que l'on fera suivre de *Kreosotum* s'il n'y a pas de mieux; et comme il y a presque toujours dans cette maladie complication du côté du cerveau, si des symptômes céphaliques apparaissent (somnolence, cris aigus, perte de connaissance), on donnera *Ac. phosphoricum* et *Cuprum.*

Lientérie.

La *lientérie* est essentiellement caractérisée par une sorte d'absence des sécrétions intestinales ou par une formation insuffisante des mêmes sucs; en sorte que les aliments ingé-

rés passent dans le tube digestif sans éprouver une modification bien sensible; ils sont donc rendus tels qu'il avaient
été pris ou à peu près; il se joint en outre à ce symptôme
des selles diarrhéiques fréquentes qui contribuent à affaiblir
le petit malade. Le médicament dont on s'est bien trouvé
dans ce cas, c'est *Nux vomica*; dans les cas tenaces, on lui
substituera *Arsenic*. On a recommandé beaucoup *Oleander*
contre ce symptôme, mais jusqu'ici les résultats cliniques
sont insuffisants et paraissent inférieurs à ceux que donnent
Nux vomica et *Arsenic*.

Dyssenterie.

La *dyssenterie* consiste dans l'inflammation de la muqueuse du gros intestin et se caractérise par de fréquentes
évacuations de matières muqueuses, membraneuses et sanguinolentes mêlées de très-peu de matières fécales et suivies
de violentes épreintes et de cuissons à l'anus qui portent à
faire des efforts constants sans résultat notable.

Le remède fondamental est *Mercurius corrosivus*; il est
surtout indiqué quand les efforts sont tels qu'il semble que
les intestins vont sortir, que les selles sont très-sanguino-
lentes ou porracées avec de vives douleurs, des nausées, de
la faiblesse, des tremblements des membres, une sueur
froide.

Si les selles sont moins abondantes, mais que par contre
les coliques soient plus vives et obligent à s'accroupir, *Colocynthis* sera préférable.

Si les matières sont peu sanguinolentes, qu'il y ait de vio-

lents ténesmes, des coliques, des nausées et des vomissements de tout ce qui a été ingéré, il faut préférer *Ipecacuanha*.

Colchicum est indiqué quand les selles sanguinolentes sont
mêlées de débris d'épiderme sous forme de membranes,
qu'il y a de violents efforts pour aller à la selle et chute de
l'intestin.

Capsicum est utile quand le ventre est *tellement ballonné
qu'il semble qu'il va éclater*, que les évacuations sont fréquentes, mais minimes, et que les coliques et la brûlure de
l'anus sont très-vives.

Si les selles deviennent putrides, involontaires, qu'il y ait
grande faiblesse, que l'urine soit fétide ainsi que l'haleine,
qu'il y ait beaucoup d'indifférence de la part du malade ou
une agitation inquiète avec soif ardente, figure pâle, étirée,
taches bleuâtres ou rouges sur la peau, donnez *Arsenic*.

Boissons et la-
vements.
Comme moyens adjuvants, on emploiera des lavements
avec de l'amidon, qui ont dans ce cas une action toute mécanique. Comme boissons, on prendra de l'eau sucrée et des
glaires d'œufs (dans la proportion de deux glaires d'œufs
pour un demi-litre d'eau), ou de l'eau *glycérinée* (vingt
grammes de glycérine neutre pour un demi-litre d'eau).

Diarrhée simple.

La *diarrhée*, dont il doit être question ici, est celle qui
n'étant dépendante d'aucune des maladies précitées constitue le symptôme principal que l'on est appelé à combattre
et se montre surtout chez les nourrissons et les enfants, ou
à la suite de refroidissements, d'indigestions, de frayeurs.

Dans la *diarrhée des enfants*, ce sont surtout *Chamomilla*, *Ipecacuanha*, *Mercur*, *Rheum*, *Sulphur* et *Calcarea* qui sont indiqués.

Indications spéciales.

Chamomilla convient dans les diarrhées bilieuses ou muqueuses, de coloration jaunâtre ou verdâtre, comme des *œufs brouillés* avec *gargouillements*, *ballonnement du ventre*, manque d'appétit, langue chargée, inquiétude, *cris sans vouloir quitter les bras*,

Ipecacuanha est indiqué dans les diarrhées avec nausées et vomissements, accumulation de mucosités dans la bouche, *faiblesse*, tendance à rester couché, somnolence, *visage pâle*, *yeux cernés*, *coliques* et pression dans le rectum.

Mercur est le médicament convenable dans la diarrhée *muqueuse, verte* ou *sanguinolente*, avec épreintes douloureuses dans l'anus, *selles comme des œufs brouillés*, *ulcérations au fondement*, nausées, haleine mauvaise, frissonnement, sueurs, surtout si les selles sont plus fréquentes la nuit.

Rheum est spécifique quand les *selles* sont *acides* avec matières liquides, coliques, *rétraction des cuisses contre le ventre*, cris, agitation, pâleur du visage, écoulement de salive.

Sulfur convient dans les diarrhées tenaces ou récidivant facilement avec matières mu-

queuses et parfois sanguinolentes, corrodant la peau de l'anus et des parties ambiantes où apparaissent alors des éruptions miliaires qui de là s'irradient sur tout le corps.

Calcarea acetica est le médicament principal contre les selles muqueuses, tenaces, sans douleurs chez les *enfants scrofuleux, à gros ventre, amaigris, débiles*, dont le visage est pâle, quoique l'appétit se maintienne bon.

Tous ces remèdes conviennent également aux adultes quand ils présenteront les symptômes ci-dessus mentionnés.

On peut encore consulter :

Arsenic dans les *diarrhées foncées en couleur*, apparaissant la nuit ou chaque matin ou aussitôt après le repas, avec soif ardente, *grande faiblesse*, *vomissements*, *angoisse*, excoriations de l'anus.

Bryonia dans les *diarrhées de l'été*, à la suite d'un refroidissement avec selles brun-verdâtres, à moitié moulées, accompagnées de violentes coliques et d'efforts pénibles.

China dans les évacuations violentes avec douleurs vives, crampoïdes, gargouillements et renvois, agit surtout *chez les* *personnes affaiblies par des maladies*, des pertes de sang ou d'humeurs.

Ferrum dans les diarrhées *tout à fait indolentes, affaiblissantes, aqueuses*, mêlées fréquemment d'aliments non digérés et qui apparaissent après le repas.

Phosphori acidum dans les diarrhées très-tenaces *sans coliques*, avec beaucoup de bruits dans le ventre, et celles qu'on a de la peine à retenir et qui souvent sont involontaires.

Pulsatilla dans les diarrhées muqueuses, blanchâtres, fétides, de couleurs variables, *consécutives à des indigestions*, quand il y a en outre amertume de la bouche, langue chargée, *nausées, frissonnements*, vomissements, coliques.

Veratrum dans les *diarrhées de l'été* avec vomissements, inquiétude, sueurs froides, faiblesse surtout après le repas.

Dans les selles *sanguinolentes*, il faut consulter surtout : Arsenic, **Ipeca.**, Mercur, Sulphur.

Dans les selles fétides : **AR- SENIC,** Carb. veg., China.

Dans les selles vertes (bilieuses) : **CHAMOMILLA**, Mercur, Bryonia, Ipeca., Pulsat., Sulphur.

Dans les selles aigres : **CAL- CAREA ACETICA,** Rheum.

Dans les selles abondantes et corrosives : **ARSENIC,** Cha-

momilla, China, Ferrum, Mercur, Pulsat., Sulf., Veratr.

Dans les selles écumeuses : **CHINA,** Colocynthis.

Dans les selles muqueuses : **CHAMOMILLA,** Mercur.

Dans les selles indolentes : **CALC. ACET. , FER- RUM, AC. PHOS.**

Dans les selles débilitantes : **ARSEN., CHINA,** Ipeca., Ac. sulphuricum.

Dans les selles noirâtres : **ARSENIC,** China, Ipeca., Sulphuris ac.

Dans les selles non digérées : **CHINA, AC. PHOSPH., OLEANDER,** Ferrum, Arse.

Dans les selles involontaires : **ARSENIC, CHINA,** Ac. phosph., Rhus, Veratr.

Dans les selles blanches : **CALC. ACET. , COL- CHIC.,** Puls., Sulphur.

Dans les diarrhées suites de la *peur* : **COFFEA,** Opium.

Dans les diarrhées, suites de la *colère* : **BRYONIA,** Chamomilla, Colocynthis.

Dans les diarrhées, suites de *l'eau froide* : **ARSENIC,** Puls.

Dans les diarrhées, suites de l'usage des *fruits* : **ARSEN.,** China, Veratr.

Dans les diarrhées, suites de l'usage du *lait* : **BRYONIA,** Sulph.

Dans les diarrhées, avec ténesme, épreintes : **MERCUR,** Ipeca., Capsicum, Nux vomica.

… e reconnaît comme … duite par l'occlusion … un boursoufflement … excréteurs du foie. … lus fréquente : c'est … catarrhe et que pour … *hal*. Les concrétions … ulsées avec de vives … *coliques hépatiques;* … ésence et de s'assurer … atières rendues dans … qu'on vide ensuite peu … oloration jaune de la … des urines constituent … de la jaunisse. … x complications qui … toujours dérangé, la … vomissements glai- … rent en même temps. … cet état. … enne douloureux et … aussitôt *Crotalus* ou … tiques, symptomati- … rent chez un malade … *nthis*, surtout s'il y a … i ce remède échoue, on lui substituera *Ricinus*, que l'on donnera en teinture (première dilution, à la dose de quatre à six gouttes pour un demi-verre d'eau) et même au besoin l'huile de ricin, (une cuillerée à café toutes les heures). On a vanté beaucoup le *Podophyllum peltatum* comme spécifique contre l'expulsion des calculs biliaires (on pourrait le donner à la dose de deux gouttes de teinture-mère pour un demi-verre d'eau à prendre par cuillerées toutes les deux heures).

Si la jaunisse se montrait après une émotion, la colère, on donnerait *Bryonia*.

Cholérine.

La *cholérine* ou choléra d'Europe se montre surtout en été pendant les fortes chaleurs caniculaires. Elle se caractérise par des selles très-abondantes, bilieuses au début, aqueuses plus tard, accompagnées ou précédées de vomissements analogues, de prostration, réfrigération des extrémités, crampes dans les membres. Les deux médicaments principaux sont *Ipecacuanha* et *Veratrum*.

Ipecacuanha est indiqué *quand c'est le vomissement qui prédomine*, qu'il n'y a pas de diarrhée ou que celle-ci est plutôt bilieuse que muqueuse.

Veratrum convient davantage quand les *évacuations alvines sont très-aqueuses avec frissons, sueurs froides*, grande angoisse, *prostration*, altération des traits, *crampes* dans les jambes.

Ac. phosphoricum est un excellent remède dans les cas où il y a *peu de douleurs abdominales*, des selles fréquentes, très-aqueuses, accompagnées de *faiblesse très-prononcée* et de sueurs visqueuses.

Choléra.

Ce chapitre ne peut être abordé qu'avec beaucoup de circonspection, car le *choléra* est une maladie trop grave pour qu'on ne prenne pas les avis d'un médecin dès qu'elle éclate. Mais comme sa marche peut être très-rapide et que des secours doivent être énergiquement appliqués dès le début, on ne trouvera sans doute pas déplacés les détails dans lesquels nous allons entrer.

Prophylaxie. En temps d'épidémie, il est bon de se prémunir contre les fâcheux effets de la maladie par l'administration d'un remède qui, si elle se déclare, en atténue toujours, comme l'expérience l'a démontré, l'intensité. Celui que l'on choisira c'est le *Veratrum* : on donnera à chaque membre de la famille deux gouttes de la première à la troisième dilution décimale suivant les âges à prendre par jour dans une cuillerée d'eau. On aura de l'*Alcool camphré* sous la main en suffisante quantité pour faire au besoin des frictions sur les membres dès que la peau tendra à se refroidir, et qu'il y aura des crampes dans les extrémités. — Une précaution de la plus grande importance consiste à enlever au plus tôt sans les respirer, toutes les déjections des malades, car c'est par leur intermédiaire que la maladie se propage directement. On pourrait même, pour plus de sûreté, les décomposer à l'aide de chlorure de chaux. De petites gorgées d'eau froide suffiront à calmer la soif.

Le choléra diffère de la cholérine par un ensemble de symptômes qui, quoique semblables, sont néanmoins beaucoup plus intenses, et par un aspect spécial des matières évacuées qui deviennent *riziformes*, c'est-à-dire rappellent une décoction étendue de riz cuit.

Les remèdes homœopathiques qui se sont montrés efficaces sont : *Veratrum, Camphora, Cuprum, Ipecacuanha, Arsenic* et *Ac. hydrocianic.*

Indications spéciales.

Veratrum est le remède principal dans les cas où les évacuations par le haut et par le bas sont très-fréquentes, surtout quand il y a *grande angoisse, réfrigération, sueurs froides, traits étirés, yeux cernés, nez allongé, langue et haleine froides*, violentes douleurs d'entrailles.

Quand le choléra éclate brusquement, sans vomissements ni diarrhée, qu'il y a *coloration bleuâtre* de la peau qui est *froide comme un glaçon*, grande angoisse, menace de suffocation, soupirs, sanglots, *crampes musculaires*, raideur du corps ou des mâchoires, *refroidissement de l'haleine*, c'est **Camphora** seul qui peut aider. Quand il y a diarrhée ou vomissements, ce remède est tout à fait contre-indiqué. — C'est ici surtout que les frictions avec l'alcool camphré trouvent leur application la plus fructueuse.

Cuprum est efficace là où il y a de *violentes crampes* dans les membres, surtout *aux extrémités des doigts et des orteils*, douleurs pressives à la poitrine et rétraction de l'estomac, bruit de gargouillement des liquides ingérés.

Ipecacuanha ne peut être donné que *dans les cas légers* où les vomissements et la diarrhée éclatent dès le début et persistent malgré l'amélioration générale.

Ac. hydrocyanicum procure encore quelques guérisons dans les cas désespérés où il y a imminence de *paralysie des organes respiratoires* et circulatoires, se caractérisant par *l'asphyxie, du râle trachéal et des contractures des membres et des mâchoires.*

Arsenic convient *dans les cas les plus graves* où dès le début se manifestent des *symptômes mortels* et surtout une *agitation extrême*, la crainte de la mort, la *chute rapide des forces, un pouls filiforme, une soif inextinguible*, un sentiment de *brûlure comme par un charbon ardent* à l'estomac, *des lèvres*

et une langue sèches et noirâ-
tres.

Colchicum et **Tabacum**
sont aussi deux médicaments à
employer au besoin, le premier
quand il y a des vomissements
très-abondants, ainsi que de la

diarrhée avec ténesme de l'anus
et de la vessie, et *sentiment de*
froid glacial à l'estomac ; le
second convient surtout quand
il y a des *symptômes prédomi-*
nants du côté de la respiration
et des accès de suffocation.

Tous ces médicaments doivent être administrés en teinture de la première à la troisième dilution et à doses répétées
(de six à dix gouttes, suivant les cas, dans un verre d'eau et
pris de cinq en cinq minutes).

Constipations habituelles.

La *constipation* est la conséquence de l'accumulation, de
la rétention et du desséchement des matières stercorales
dans les dernières portions de l'intestin. Il ne sera question
ici que des formes de constipation habituelles qui, par leur
durée, finissent par constituer une véritable maladie.

Les causes qui amènent la constipation sont multiples.

Inertie de l'in-
testin.

La plus fréquente de toutes consiste en une sorte d'inertie
ou de paresse des fibres musculaires de l'intestin qui se
laissent distendre et nécessitent des efforts pénibles pour
produire l'expulsion des masses fécales. Celles-ci présentent
alors parfois un moule énorme, indice de la dilatation du
gros intestin ; de là l'application d'un remède spécial, la
Cinchonine.

Un régime trop exclusivement composé de viandes, une
vie sédentaire, l'absence d'exercice corporel régulier, la
mauvaise habitude de ne pas céder de suite à des besoins

plus ou moins pressants, telles sont les causes de cette forme de constipation. — La nourriture sera mitigée de légumes et de fruits, on évitera de garder un repos trop complet et surtout on prendra soin de se présenter journellement à la même heure à la garde-robe, afin d'habituer l'intestin à se contracter plus régulièrement ; au besoin, on ferait précéder la selle de l'administration d'un petit lavement d'eau très-froide, qui stimulera les fibres musculaires du rectum. L'usage des purgatifs est très-nuisible, car on voit toujours la paresse de l'intestin augmenter après leur emploi.

La *Cinchonine* est indiquée, comme il a été dit précédemment dans les cas de constipation par dilatation du gros intestin ; on la prescrit à la dose de cinq centigrammes de la troisième trituration décimale, à prendre tous les deux jours en une fois dans un peu d'eau.

Altération du mucus intestinal. Quand les matières sont desséchées, sortent par fragments arrondis, durs et compacts, la constipation est liée à une altération des sécrétions muqueuses de l'intestin qui sont insuffisantes. Les lavements laxatifs, émollients, composés de miel, d'huile, de graines de lin seront administrés régulièrement dans ce cas.

Contracture des fibres musculaires du rectum. La *fissure* à l'anus amène un état spasmodique de l'intestin qui est alors constamment resserré et ne laisse passer le bol fécal qu'en produisant les douleurs les plus cuisantes, et souvent en amenant des syncopes surtout chez les femmes hystériques et névropathiques : *Ignatia* est le remède à opposer à cet état.

Congestion de l'intestin. La constipation par *irritation* ou *congestion* de l'intestin est assez fréquente pour mériter l'attention.

Elle apparaît à la suite de maladies inflammatoires des intestins et de l'estomac, qui par leur chronicité amènent des symptômes assez caractéristiques, tels que la perte de l'appétit, une douleur sourde ou de pression dans la région lombaire, la saillie du ventre qui devient le siége de battements qu'on peut percevoir avec la main, des maux de tête, un état de malaise général se traduisant par de l'impatience, de l'irritabilité. Chaque jour la constipation devient plus tenace, la langue se charge, l'haleine devient fétide, le goût amer; le pouls est accéléré et plus dur. C'est alors que presque toujours la peau se couvre de sueur et que les urines sont foncées et déposent, ce qui soulage les malades. Une circonstance caractéristique pour cette forme de constipation, c'est l'heureuse modification qu'apporte dans l'état des malades le changement de régime. Tous les aliments épicés, alcoolisés, très-nourrissants aggravent; les aliments légers, le lait, la bière soulagent et produisent parfois de la diarrhée.

Les médicaments à choisir seront, dans ce cas :

Nux vomica alterné avec *Bryonia* (tous les huit ou quinze jours, dilution: trois à six) rendront de grands services, surtout chez ceux qui *mènent une vie sédentaire* et ont pendant de longues années *abusé des spiritueux.* — Ces deux médicaments doivent être pris, si l'on veut obtenir de l'effet, pendant trois ou quatre mois.

Pulsatilla est utile comme médication préparatoire chez ceux qui ont fait *des excès de table* et surtout chez *les femmes* dont la menstruation est dérangée (ce remède doit être employé à basse dilution de la première à la troisième).

Carbo vegetabilis est indiqué dans les cas compliqués surtout *chez les hypocondriaques*, qui ont beaucoup de gaz, des borborygmes, des coliques venteuses, de la sensibilité et du ballonnement de l'épigastre, dont la respiration est gênée après les repas, *la langue chargée sur le milieu et rouge vers les bords* et dont les selles sont précédées de beaucoup de vents, tout en étant peu copieuses et très-dures.

Lykopodium a une action analogue au charbon végétal et doit même être alterné avec lui (de huit en huit jours par ex.). Les symptômes caractéristiques pour l'emploi de ce remède sont : des efforts impuissants pour amener une selle quand, en même temps, il y a un poids incommode au bas-ventre et de la difficulté dans l'émission des urines.

Constipation hé-morrhoïdale.

Les hémorrhoïdes amènent rarement la constipation seule, mais cet état alterne fréquemment dans ce cas avec la diarrhée. La présence des hémorrhoïdes (voyez page 133) ne permet pas de doutes sur les causes de la constipation chez ceux qui en sont atteints. S'il y a inflammation vive des tumeurs hémorrhoïdales, douleurs lancinantes, on fera des applications d'eau froide et on prendra un peu d'eau froide en lavement.

Dans l'état chronique, la médication la plus efficace est l'usage de *Sulphur* alterné tous les huit jours avec *Calcarea c.* *Natrum muriaticum* convient plutôt quand il y a atonie et débilitation de l'intestin ; *Belladonna* quand il y a en même temps de violents maux de reins et une sensation de compression à la poitrine ; *Carbo vegetabilis* si le ventre est ballonné; *Lykopodium* si l'excrétion urinaire est difficile.

Indépendamment de ces remèdes, on peut encore trouver indiqués :

Opium quand il y a peu d'efforts, sensation d'occlusion de l'anus, poids incommode et battements dans le ventre, manque d'appétit, soif et sécheresse de la bouche, afflux de sang à la tête ; il agit bien dans les constipations qui succèdent à des diarrhées opiniâtres, ainsi que chez les personnes robustes, faisant bonne chère, chez les femmes grosses et les nourrissons et lorsqu'il y a des hernies irréductibles.

Plumbum réussit aussi dans la constipation opiniâtre accompagnée de coliques violentes, de forte rétraction de l'abdomen et d'issue de matières très-dures et moulées en petits fragments.

Hernies.

Les *hernies* irréductibles ou mal réduites sont susceptibles de s'enflammer ou de s'étrangler. Il en résulte des symptômes généraux graves, en même temps que de vives douleurs apparaissent dans les intestins qui ont fait irruption au dehors. La prompte intervention du médecin est indispensable; il doit faire rentrer les portions herniées à l'aide de pressions ou au besoin d'une opération spéciale. En attendant son arrivée et même pour faciliter ses manœuvres, on peut appliquer divers remèdes que voici :

Aconit au début s'il y a *vives douleurs* et *inflammation évidente des tissus*, c'est-à-dire s'il y a de la rougeur, une vive sensibilité au toucher, de la chaleur générale, une sensation de brûlure dans le ventre, des nausées, des vomissements bilieux.

Nux vomica si les *symptômes inflammatoires sont nuls ou minimes*, mais que par contre le ventre soit très-ballonné, qu'il y ait des renvois violents.

Opium si les matières vomies sont *fécaloïdes, fétides*, si le visage est injecté et le ventre tendu comme un tambour.

Sulphur et *Acid. sulphuric.* quand les symptômes inflammatoires auront été calmés par *Aconit* et que la hernie ne sera pas encore réductible, surtout s'il y a en même temps des *vomissements acides.*

Si les tissus se mortifient, ce qui se reconnaît à la coloration brun-noirâtre des téguments, *Arsenic* ou *Lachesis* pourront encore rendre des services.

Symptômes vermineux.

Il est d'usage d'attribuer chez les enfants la plupart de leurs indispositions à la présence de vers intestinaux ; c'est un préjugé qui, tout en reposant sur quelque chose de vrai, peut néanmoins conduire à appliquer une médication parfois très-active et souvent inutile sinon dangereuse.

Les vers intestinaux se propagent et se transmettent par des œufs qui, transportés par les aliments, surtout les crudités (fruits, légumes) dans nos organes digestifs, y trouvent des conditions de température et d'humidité propres à leur fécondation. Il est positif, d'un autre côté, que certaines maladies des voies digestives comme aussi l'âge de l'enfance prédisposent à ce développement ; de là la grande fréquence des affections vermineuses chez les enfants et l'indication de surveiller certaines constitutions qui leur sont plus particulièrement propices. Ainsi ceux qui font abus de pain, de pâtisseries, de farineux, de pommes de terre, de lait ; ceux qui font peu d'exercice et sont vêtus trop chaudement sont sujets à des affections vermineuses. Il faut noter en passant que la disposition à certaines variétés d'entozoaires se transmet héréditairement, que dans d'autres cas (tœnia solium, vers solitaires), elle tient à des conditions climatologiques et alimentaires spéciales (usage de viandes de porcs ladres, de viande crue, de celle de certains poissons d'eau douce, etc.), de là résulte une sorte d'endémicité propre à quelques pays en général situés près des grands cours d'eau.

Les symptômes produits par la présence de vers intestinaux varient suivant l'espèce et les portions des intestins qu'elle affecte d'occuper.

Oxyures vermiculaires.

Les *oxyures vermiculaires*, qui se rencontrent si souvent chez les enfants, sont de petits vers blancs, filiformes, très-courts et très-vivaces qui siégent dans les dernières portions des intestins (rectum, anus), où ils amènent une vive démangeaison qui pousse les enfants ou les adultes eux-mêmes à y porter sans cesse les mains. Ces entozoaires exercent leurs migrations principalement la nuit; il n'est pas rare alors de les apercevoir sur le ventre, les parties génitales ou les cuisses des malades; le plus souvent ils ne dépassent pas la région anale et rentrent précipitamment dans l'intestin au moindre mouvement. Ils se développent d'une manière prodigieuse et déterminent des accidents variés. Les enfants sont dans leurs lits d'une agitation extrême qui ne leur permet pas de rester à la même place, et lorsqu'on les découvre rapidement, on reconnaît bien vite quelle en est la cause.

Le meilleur remède pour combattre cette tendance, c'est le *Veratrum* dans les cas récents; on l'alternera tous les huit jours avec *Lykopodium* dans les cas chroniques. *Ignatia* enlèvera le prurit de l'anus qui peut persister. Un moyen excellent, quoique palliatif, qui tue ces petits vers par centaines, c'est un lavement d'eau fortement sucrée ou d'eau pure additionnée de quelques gouttes d'éther sulfurique.

Lombrics.

Les *lombrics* ou *ascarides vermiculaires* occupent les portions moyenne et supérieure des intestins grêles. Ce sont les entozoaires les plus répandus et ils se voient à tous les âges de la vie. Les symptômes qu'ils produisent peuvent se résumer ainsi : pâleur du visage, yeux cernés, malaises dans le ventre, apparaissant et disparaissant très-vite, salivation, vomissements, répugnance contre certains aliments, surtout pour ceux qui sont sucrés; vives démangeaisons dans le nez. Il n'y a plus d'hésitation quand il y a expulsion d'un ou de plusieurs lombrics. Toutefois, dans beaucoup de cas, ces symptômes peuvent se présenter et le diagnostic rester douteux. Un seul moyen lèverait ces doutes : c'est l'examen microscopique des selles qui y montrerait la présence ou l'absence de nombreux œufs disséminés dans les résidus alimentaires.

Il est incontestable que les médicaments homœopathiques sont très-efficaces pour combattre les symptômes vermineux; toutefois il faut bien comprendre leur portée d'action. Tous les remèdes anthelminthiques agissent de deux manières : ils sont *vermicides* (tuent les vers) ou *vermifuges* (chassent les vers). Les remèdes homœopathiques appartiennent exclusivement à la seconde catégorie. Ils ont de plus un avantage, celui de pouvoir modifier avantageusement la tendance à la formation des vers, ce que ne font pas les autres médications.

Indications spéciales. **Cina** est le remède fondamental chez les enfants à gros ventre, au visage pâle, dont les pupilles sont dilatées, qui tantôt ont un appétit vorace, puis capricieux, qui vomissent facilement et ont de l'incontinence nocturne. S'il y a de la fièvre et de l'agitation la nuit, donnez **Aconit** et **Mercur** s'il y a diarrhée muqueuse, vives épreintes sans résultat notable.

Spigelia est utile dans les vives pincées abdominales, *avec faim vorace*, mal de tête périodique, incontinence nocturne, *pupilles dilatées* ou *yeux convulsés*, écoulement de mucosités anales, sans selles, tandis que **Sabadilla** convient plutôt dans les cas chroniques où il y a des *vomissements*, ou tout au moins des nausées avec *sensa-*

tion d'un corps étranger à l'arrière-gorge.

Si, outre les symptômes vermineux, il y a grande surexcitation du système nerveux, peur facile, réveils en sursaut la nuit, tendance aux affections céré-

brales, donnez **Belladonna** ou **Lachesis.**

Calcarea alterné tous les huit jours avec **Sulph.** combattent en général avantageusement la prédisposition constitutionnelle ou la diathèse vermineuse.

Vers solitaires. Les *tænias* (vers solitaires, tœnia solium, bothriocéphales), révèlent leur présence par des fragments rubanés plus ou moins longs, variant de nature suivant l'espèce, composés d'anneaux susceptibles de vivre isolément et de régénérer un ver entier.

Parmi les médicaments préconisés contre les vers solitaires, les uns sont vermicides comme le *Cousso (Brayera anthelmintica)*; les autres vermifuges comme la racine fraîche de grenadier, la fougère mâle, les graines de courge, le mercure, etc. De tous ces remèdes le plus fidèle c'est le *Cousso* qui a toutefois l'inconvénient de décomposer les vers de sorte qu'ils sont rendus mêlés de glaires noirâtres au milieu desquelles la présence de la tête échappe; car si celle-ci reste dans l'intestin, le ver peut se reformer complètement. En général, on pourra présumer que le ver entier a été expulsé quand il sort en peloton et tombe comme une masse dans le vase.

Voici la meilleure manière de prendre le *Cousso*. Il faut attendre de toute nécessité que de nouveaux fragments de vers aient été rendus la veille ou l'avant-veille de l'administration du remède ; — de même on ne prendra deux jours avant que de légères panades.

On jette deux cent cinquante grammes d'eau bouillante sur seize grammes de cousso et on avale le tout; il est rare que l'estomac se révolte et que des vomissements surviennent. Deux ou trois selles liquides apparaissent dans la matinée; c'est à la troisième ou quatrième que le tœnia est expulsé en entier avec des débris de cousso.

Si, à midi, le tœnia n'est pas rendu et surtout si la purgation n'est pas suffisante, on administre soixante grammes d'huile de ricin dans une tasse de bouillon chaud ou froid. Presque toujours après deux ou trois heures, le ver est évacué. A cinq heures, le malade est habituellement assez bien pour dîner légèrement.

. Toutefois il est des cas où tous ces moyens ont échoué. On pourrait prendre alors *Mercur* et *Sulphur* alternés tous les trois jours.

Calcarea carb. conviendrait mieux aux natures très-lymphatiques, quand le ver a été expulsé, pour modifier la constitution.

Sabadilla serait plutôt indiqué s'il y avait violentes douleurs pongitives dans le bas-ventre, beaucoup de salivation, frissons, sensibilité contre le froid et sensation de rétraction de l'abdomen. Le mois de l'année le plus favorable au traitement est le mois de mars.

Hémorrhoïdes.

Les *hémorrhoïdes* sont des tumeurs occupant les dernières portions du rectum et ayant pour siége les veines qui le tapissent : comme telles, elles ne sont certainement à leur début que de simples varices des veines hémorrhoïdaires. Le plus souvent, elles ne constituent qu'une affection purement locale, accidentelle, sous la dépendance de certaines habitudes ou d'un certain genre de vie. Dans ces conditions on doit les combattre dès leur apparition sous peine de voir survenir des complications pénibles. Mais, dans un certain nombre de cas, les hémorrhoïdes reconnaissent comme point de départ un trouble dans la circulation veineuse abdominale amenant des retentissements divers dans la santé et surtout des congestions passives vers la tête, la poitrine, le cœur, suivant les prédispositions propres. La formation des hémorrhoïdes sert en quelque sorte de dégorgement à ce système circulatoire, et quand des écoulements sanguins modérés viennent alors à s'établir, il en résulte presque toujours un soulagement sensible. On aurait tort, dans ce cas, de conseiller de tenter d'obtenir la guérison radicale des hémorrhoïdes : on ne doit opposer que des palliatifs aux accidents qu'elles entraînent. C'est ainsi qu'on peut envisager cette question encore souvent débattue.

Les *complications* liées à la présence des hémorrhoïdes sont de natures diverses : les écoulements sanguins et purulents, les tumeurs hémorrhoïdales susceptibles de s'enflammer, de s'étrangler et de se gangréner ou de dégénérer, les coliques hémorrhoïdales, la constipation sont les plus communes et demandent à être examinées isolément.

Écoulements sanguins. Il n'est pas rare de voir la perte de sang augmenter chez les hémorrhoïdaires au point d'amener de la faiblesse et même des syncopes. Il est urgent d'y remédier au plus tôt. Les meilleurs remèdes sont : *Millefolium* (première dilution de quatre à six gouttes pour un demi-verre d'eau), et *Carbo vegetabilis*. Le premier suffira presque toujours à combattre efficacement cet accident.

Écoulements purulents. Chez les vieillards, indépendamment de l'écoulement sanguin, on voit parfois survenir des écoulements muqueux, visqueux comme des glaires d'œufs; ils sont presque toujours dépendants de l'inflammation et de l'ulcération des tumeurs hémorrhoïdales. De vives douleurs accompagnent, l'issue des matières que les malades retiennent aussi long-temps que possible. Les meilleurs remèdes sont alors : *Carbo vegetabilis* et *Capsicum annuum*.

Tumeurs ou tu-bercules. Les *tumeurs hémorrhoïdales* apparaissent à la suite de congestions répétées. Les hémorrhagies les dégorgent suf-fisamment pendant un certain temps. Quand elles sont peu nombreuses ou même isolées, il suffit de leur opposer quel-ques moyens palliatifs simples, comme un peu d'eau froide en applications locales, un corps gras. Mais pour peu qu'elles se multiplient au point de remplir l'intestin et de faire saillie au dehors, elles sont susceptibles de devenir le point de départ de plus d'un accident.

Inflammation des tumeurs. Le plus fréquent de tous est l'*inflammation* ou le gon-flement permanent des tumeurs. La congestion, dont elles de-viennent le siége, y produit une coloration violacée, souvent noirâtre, des douleurs assez vives pour gêner la marche et surtout la position assise. Bientôt l'intestin est rempli par la soudure des tumeurs les unes avec les autres et l'issue des matières presque intolérable. Le remède à opposer à cet état est *Nux vomica*.

Etranglement des tumeurs. A la suite d'une selle, les tumeurs peuvent faire saillie au-dehors et, vu leur volume considérable, ne plus pouvoir rentrer. La première indication à remplir consiste à opérer leur réduction, ce que le malade pourra faire lui-même; sinon un médecin sera appelé au plutôt et procédera à l'opé-ration. Des compresses d'eau froide seront aussitôt appli-quées au périnée et au besoin même quelques fragments de glace introduits dans l'anus. *Nux vomica* et *Sulphur* sont encore les meilleurs remèdes à donner.

Gangrène des tumeurs Quand la réduction est impossible, on peut voir survenir la gangrène des tumeurs hémorrhoïdales; celles-ci devien-

nent noirâtres puis se sèchent, en même temps que les douleurs après avoir été inouïes, cèdent brusquement. Les
portions mortifiées se détachent et la suppuration s'établit.
On lotionnera les portions malades avec de l'eau alcoolisée
et on les saupoudrera de poudre de charbon. *Chamomilla*
sera le meilleur remède à donner dans ce cas.

Constipation. Pour la *constipation*, voyez page 127.

Coliques hémor- Les *coliques hémorrhoïdales* sont un des symptômes les
rhoïdales. plus pénibles et les plus fatigants des hémorrhoïdes. Il y a
de la pesanteur dans le ventre, des douleurs vagues, quoique l'appétit soit conservé ; puis surviennent des coliques
vives, de la chaleur à l'estomac, le sang afflue à la tête, les
selles sont irrégulières, précédées de douleurs vives et surtout suivies de souffrances atroces.

Les matières rendues sont alors souvent glaireuses, filantes comme du blanc d'œuf; dès que l'écoulement sanguin
habituel se rétablit, les malaises disparaissent aussitôt. Le
remède à opposer à cet état est *Colocynthis*.

Hygiène des hé- La prophylaxie des hémorrhoïdes, c'est-à-dire l'ensemble
morrhoïdaires. des moyens propres à combattre la tendance à leur formation, doit naturellement prendre sa place dans ces considérations spéciales ; car en les prévenant, on évitera nécessairement toutes les complications que nous venons de passer
en revue.

Le régime occupe dans cette étude un rang très-important. Le thé, le café, les épices et les substances aromatiques
en général doivent être soigneusement bannis, car ils
augmentent presque toujours la tendance à la constipation
essentiellement préjudiciable aux hémorrhoïdaires. Les
liqueurs spiritueuses sont très-défavorables aux personnes
à tempérament sanguin, cholérique, irritable. .

La *constipation* doit être spécialement évitée. On y remédiera en consultant les détails donnés page 127. Une précaution essentielle consiste à se présenter au cabinet plutôt le soir avant de se mettre au lit ; car ce sont les efforts combinés avec la position assise et sédentaire qui contribuent principalement à la formation des tumeurs hémorrhoïdales et à leur inflammation. C'est d'ailleurs une habitude facile à prendre.

L'équitation, la station prolongée seront évitées avec soin.

Le choix des siéges et des lits n'est pas non plus indifférent.

Les *siéges* seront durs, légèrement bombés, en toile maroquinée ou en peau, afin que la région anale soit suffisamment soutenue. Les siéges capitonnés, trop élastiques et trop mous, dans lesquels on s'enfonce facilement, seront évités avec soin.

De même les *lits* ne seront pas trop lâches. Les plumes, la laine seront bannies et remplacées par du crin.

Maladies de la vessie.

Il est encore nécessaire, dans ce chapitre, de laisser de côté différentes maladies dont le diagnostic et le traitement doivent être abandonnés à un médecin ou un chirurgien, et il ne sera question que de l'inflammation aiguë et chronique de la muqueuse vésicale et de certains troubles fonctionnels de l'excrétion urinaire propre à l'enfance.

L'*inflammation aiguë* de la vessie est assez rare; on la rencontre surtout chez les personnes auxquelles on a appliqué de larges vésicatoires. Dans ce cas, il y a de la chaleur au bas-ventre, des épreintes ou besoins fréquents d'uriner, de vives douleurs à chaque émission; parfois la rétention de l'urine plus ou moins complète demande une opération. Les urines sont alors rares, condensées, rouges ou même colorées par du sang. Le meilleur médicament est *Camphora* quand cette cause peut être invoquée.

Dans des circonstances différentes on donnera *Cantharis*, quand il y aura de violents et douloureux besoins, une émission peu abondante ou même une suppression complète de celle-ci.

Il est rare que cette inflammation se termine franchement par la guérison; le plus souvent elle passe à l'état *subaigu* et *chronique*. Alors les épreintes diminuent d'intensité; les douleurs se calment ou disparaissent; mais les urines prennent une teinte louche; elles s'épaississent et laissent déposer des matières roussâtres qui s'attachent fortement au vase. Quand la maladie est tout à fait chronique, les urines deviennent purulentes, c'est-à-dire très-épaisses et blanches. Les meilleurs remèdes à opposer à cet état sont : *Cannabis sativa*, *Copaïvæ balsam.*, *Culelæ*, *Asparagus*, *Sepia*.

Cannabis au début, suffira dans la majorité des cas. On l'emploiera en teinture à la dose de deux gouttes par jour (de la première ou troisième dilution) dans un demi-verre d'eau, à prendre par cuillerées de temps en temps.

Asparagus convient quand les urines sont diminuées ou considérablement augmentées, *ayant une odeur fétide comme celle des chats ou sentant le géranium* avec dépôt floconneux, blanchâtre ou remplies de poussière blanche, ou même de *petits* calculs ou *mélangées de sang*, accompagnées de douleurs de brûlure dans le canal, avec coliques, diarrhées bilieuses, brûlure dans l'anus. (Doses : une ou deux gouttes suivant les âges de la première dilution dans un demi-verre d'eau).

Copaïvæ balsam. convient dans les *inflammations aiguës* des voies urinaires avec besoins continus. pressants d'uriner, *douleur de brûlure dans le canal* qui est lui-même très-enflammé ; — quand les urines sont *sanguinolentes*. que l'émission en est lente. douloureuse ; que les urines laissent déposer dans le vase et en grande masse des *mucosités fl ntes floconneuses. parfois sanguinolentes*, et suivant même l'issue des urines.

Est surtout indiqué chez les personnes très-âgées (une ou deux gouttes de teinture mère dans un demi-verre d'eau).

Cubebæ, dans les mêmes conditions, surtout quand en même temps la *muqueuse des voies digestives est aussi affectée*, c'est-à-dire qu'il y a des *diarrhées muqueuses, débilitantes*.

Kreosot est indiqué quand il y a des besoins fréquents d'uriner toutes les demi-heures et *émission d'une très-petite quantité d'urine très-claire* ou *très-fétide* et *brûlante*, surtout la nuit.

Sepia dans le catarrhe de vessie avec urines troubles et dépôt rougeâtre et même sanguinolent. douleurs brûlantes en urinant. surtout chez les femmes ou les personnes délicates dont la peau est fine, douce, sensible.

Régime. Le *régime* habituel de ceux qui sont affectés de catarrhe vésical doit être sévèrement observé. Les alcooliques, les excès de vins ou de liqueurs, l'usage de certains fruits comme les poires, celui de la bière ou des vins des noires, gibier faisandé, seront absolument évités sous peine de voir redoubler les accidents.

Pendant les périodes d'acuité les malades garderont le repos ; des applications de graines de lin et de graines de chanvre par moitié en cataplasmes sur le ventre et le périnée, des bains ou des demi-bains tièdes seront mis en usage. La meilleure boisson qu'on puisse recommander, c'est une décoction étendue de *certes cerneh* (voy. p. 82).

Incontinence nocturne des urines. Parmi les troubles fonctionnels de l'excrétion urinaire, qui ne sont pas dépendants d'une inflammation, il faut noter des envies fréquentes d'uriner, sans que les urines soient catarrhales et qu'il y ait de la douleur. Il semble que la capacité de la vessie ait diminué et que la sensibilité du col vésical ait augmenté. Dans ce cas *Cinnabaris* rendra de grands services.

Un autre trouble très-fréquent chez les enfants et même chez les adultes c'est l'*incontinence nocturne*. Rien n'est plus pénible et plus insupportable pour des parents, et il est important de débarrasser au plus vite les petits malades de cette infirmité qui peut finir par devenir incurable.

Vers intestinaux. Si l'on soupçonne la présence de *vers intestinaux*, ce sera *Cina* qui sera le meilleur remède à donner à ceux qui sont atteints de cette infirmité.

Constipation habituelle. Si c'est la *constipation habituelle* qui amène l'incontinence, on donnera suivant les indications spéciales les remèdes notés page 126.

Irritation des parties sexuelles. Chez les adultes ou les jeunes gens, c'est le plus souvent une irritation des parties sexuelles qu'on doit invoquer.

Il faut, dans ce cas, recourir aux conseils d'un médecin expérimenté.

Faiblesse de la vessie. Mais quand aucune de ces circonstances ne peut être mise en avant, l'incontinence d'urine reconnaît comme point de départ une faiblesse de la vessie, qu'il faut combattre à l'aide de divers moyens.

Il est d'abord nécessaire de faire faire une sorte de gymnastique de la vessie aux enfants atteints de cette infirmité. On les engagera à retenir autant que possible les urines dans la journée et on augmentera graduellement les intervalles qui sépareront les émissions successives.

On évitera de leur donner des aliments liquides ou de l'eau sucrée peu avant de les coucher ; puis on aura soin de chauffer à l'aide de briques ou d'eau chaude la portion du lit où repose le bas des reins des enfants et par suite la région de la vessie.

On donnera en même temps à l'intérieur *Sepia* teinture-mère, une goutte dans un peu d'eau à prendre régulière-ment tous les matins à jeun. Ce remède sera continué pen-dant un certain temps avec des interruptions si l'amélioration se maintient. S'il échoue, on pourra trouver des ressources en *Sulphur, Borax, Belladonna*.

Troubles de la menstruation; règles.

Les perturbations qui accompagnent les règles se révè-lent avec les caractères suivants :

1° *Manque des règles* (aménorrhée);

2° *Irrégularités* de la *répétition* des règles (rétention, suppression, règles trop rares, règles trop fréquentes);

3° *Irrégularités* de la *durée* et de la *quantité* des règles (règles courtes, longues, peu abondantes, trop fortes);

4° *Irrégularités* dans la *qualité* du sang perdu;

5° *Irrégularités* quant aux *symptômes concomitants*, dif-ficultés ou douleurs accompagnant l'évolution des règles (aménorrhée).

I. Les règles peuvent *manquer :*

1° Quand elles arrivent tardivement chez les jeunes filles, sans qu'il y ait de troubles prononcés;

2° A l'âge critique;

3° Quand se déclare une maladie aiguë ou chronique grave.

Dans le premier cas, il n'y a rien à faire; dans le second, il y a le plus souvent appauvrissement du sang ou au con-

S'il y a pléthore générale ainsi que du bas-ventre et par suite règles trop fortes, donnez *Nux vomica, Sepia, Sulphur*; s'il y a appauvrissement du sang, *Calc. c.* et à un degré plus élevé *Ferrum ; China* s'il y a faiblesse, amaigrissement.

S'il y a surexcitation nerveuse générale ou locale, ou bien faiblesse de la matrice, c'est *Platina* qu'il faut choisir.

S'il y a des pertes et de véritables métrorrhagies, voyez page 15.

IV. *Le sang perdu* peut être aqueux et les règles naturellement rester faibles, rares, ou au contraire, il sera très-foncé et noir et par suite les époques seront elles-mêmes abondantes et trop fortes.

Si le sang est aqueux et la constitution faible, donnez *China.*

Ferrum convient quand il y a issue d'un sang noir ou clair, mais aqueux et fluide, et quand en même temps il y a vertiges, syncopes, froid des extrémités, visage rouge, pouls plein et dur, douleurs crampoïdes dans le ventre, peau bouffie, poids à l'estomac, constipation, grande faiblesse générale.

Platina quand les règles sont trop fortes ou durent trop longtemps, que le *sang perdu est épais*, chez les personnes *délicates, hystériques*; qu'il y a de l'angoisse, des pleurs, un état convulsif général, surtout des coliques avec besoin d'uriner, de la constipation, une *douleur de pression dans la matrice*, de l'oppression, des palpitations, de l'insomnie. Il y a-t-il de la pléthore, des hémorrhoïdes et en même temps issue d'un sang épais, noirâtre, *Sulphur* rendra de bons services.

Si le sang perdu est *fétide, foncé*, qu'il y ait de la diarrhée, une grande faiblesse, *des pertes blanches, corrosives, très-abondantes*, donnez *Kreosotum.*

Le sang est-il aqueux, entremêlé de mucosités et en petite masse, les règles sont-elles difficiles, *Pulsatilla* sera le remède à donner.

S'il y a de la *tendance aux sécrétions muqueuses* et surtout *pléthore abdominale,* et si le sang est peu coloré et *ressemble plutôt aux pertes blanches,* donnez *Sepia.*

V. Nous avons, en dernier lieu, à nous occuper des symptômes morbides qui accompagnent les règles. Ce sont des douleurs locales, des coliques, des maux de tête, des palpitations, des vomissements, des syncopes, même des troubles intellectuels. Les causes de cet état sont des engorgements de la matrice, des rétrécissements de sa cavité et des déviations consécutives à son augmentation de poids ; ou bien elles sont liées à un afflux sanguin des organes du bas-ventre ou à un état fluxionnaire des muqueuses en général ou encore à une certaine surexcitation nerveuse avec faiblesse des organes génitaux.

Dans la plupart des cas où *l'évolution difficile des règles est la cause des douleurs locales, Pulsatilla* est un remède très-efficace.

S'il y a des *maux de tête pressifs,* avec saignement de nez : *Bryonia.*

S'il y a plénitude de la tête avec congestion, palpitations, angoisse, *douleurs crampoïdes dans le ventre,* besoins d'uriner : *Bellad.*

S'il y a des tiraillements dans les reins et les cuisses, coliques, diarrhée, nausées, bâillements, syncopes, pâleur du visage, grande angoisse, état convulsif général : *Chamomilla.*

Dans le degré le plus élevé des douleurs, si surtout elles sont de nature convulsive avec constriction de la poitrine, dégoût, nausées, congestions à la tête : *Cuprum.*

S'il y a état d'endolorissement de toute la matrice, hystérie chronique avec coliques, pleurs et gémissements : *Platina*, surtout si le sang est très-foncé.

S'il y a des coliques, de la diarrhée avec nausées : *Ipecacuanha*.

S'il y a des hémorrhoïdes, de la constipation, des migraines : *Sepia*.

S'il y a syncope avec frissons, palpitations, vomissements et diarrhée, exaltation générale : *Veratrum*.

DES HÉMORRHAGIES

L'*hémorrhagie* consiste dans l'irruption du sang des vaisseaux qui le contiennent et dans son issue au dehors, ou son extravasation dans les organes qui avoisinent le vaisseau lésé. Les hémorrhagies sont *capillaires* ou *artérielles*; les premières sortent en nappe ; dans les secondes, qui sont le plus souvent le résultat d'une plaie accidentelle, le sang coule par jets saccadés. Les hémorrhagies capillaires se montrent surtout à la surface des muqueuses ; elles reconnaissent alors comme point de départ soit un mouvement congestif, soit une maladie des vaisseaux, soit une altération du sang. Les plus simples, celles auxquelles on peut remédier rapidement, seront étudiées ici.

Hémorrhagies nasales.

L'*hémorrhagie nasale* (epistaxis) est fréquente chez les jeunes gens à tempérament sanguin ; elle est alors un moyen dont se sert la nature pour dégorger le système capillaire sanguin ; mais il est fréquent aussi de la voir se répéter sous l'influence d'un état d'anémie chez les sujets débiles ou délicats ; cette hémorrhagie est alors plus abondante et devient une nouvelle source d'affaiblissement. Le traitement varie dans les deux cas.

Dans le premier, s'il y a surexcitation générale du système circulatoire et congestion active comme résultat, donnez *Arnica*.

Si c'est après avoir bu du vin ou du café, donnez *Belladonna*.

Si c'est consécutivement à un rhume : *Pulsatilla*.

Si c'est à la suite de la colère : *Aconit*.

Dans le second cas où la *faiblesse générale* prédomine, on choisira plutôt *China*.

Il faut savoir aussi que l'epistaxis peut constituer une hémorrhagie *supplémentaire* ou *complémentaire de celle des époques menstruelles* ; dans ce cas, c'est *Pulsatilla* qu'il faut administrer.

Si l'hémorrhagie résiste aux moyens précités, donnez alors *Ledum palustre* à la dose de six gouttes de la première dilution dans un demi-verre d'eau. — Mais pour peu que l'affaiblissement augmente, un médecin sera appelé au plus tôt et on devra pratiquer le *tamponnement* des fosses nasales.

Hémorrhagies des oreilles.

La *coqueluche*, quand elle éclate à un degré très-intense
ou qu'elle se montre chez des enfants sujets à des hémorrhagies, détermine fréquemment des écoulements sanguins
par le nez et même par les oreilles : *Drosera* sera le remède
à opposer à cet état ; d'ailleurs pour plus de détails, voyez
coqueluche.

Hémorrhagies de la bouche.

Les hémorrhagies qui viennent des *gencives* peuvent dé-
pendre de maladies qui leur sont propres, surtout du ramollissement scorbutique ou des ulcérations suites d'inflammation de la muqueuse buccale : les deux remèdes principaux
sont *Kreosotum* et *Nitri acidum*. Voyez, pour plus de
détails, *inflammation de la bouche,* et *scorbut.*

Les *hémorrhagies dentaires* suivent presque toujours
l'avulsion des dents ; *Arnica* sera le remède à donner si
la perte de sang est trop forte ; au besoin on remplirait la
gencive restée vide avec un bourdonnet de charpie imbibé
d'eau vinaigrée.

Hémorrhagies pulmonaires.

L'*hémorrhagie pulmonaire* est celle qui vient des bronches et s'accompagne le plus souvent d'accès de toux fort pénibles amenant des crachats mêlés de sang ou même uniquement composés de sang noir ou rutilant, suivant le siége des portions lésées. Elle est presque toujours le résultat d'un mouvement congestif déterminé par la présence de tubercules pulmonaires. Dans ce cas, pour peu que l'écoulement soit abondant, donnez aussitôt *Ledum* (première dilution, six gouttes pour un demi-verre d'eau). Comme cet accident est presque toujours déterminé par une toux violente, sèche, ébranlante et aggravé par elle, il sera nécessaire, une fois l'abondance de l'expectoration diminuée, de chercher à prévenir son retour en calmant les accès de toux. On consultera à cet effet le chapitre de la toux.

Hémorrhagies de l'estomac.

Les hémorrhagies qui viennent de l'*estomac* se distinguent des précédentes en ce que ce n'est pas la toux qui les provoque ou les accompagne ; elles ne se montrent qu'à la suite de maladies de l'estomac ou de la rate, ou bien encore en dehors de cet état dans certaines fièvres graves comme la fièvre typhoïde ; *Arnica* (première dilution, six gouttes pour un demi-verre d'eau), sera le remède à donner aussitôt.

Hémorrhagies de la vessie.

Les hémorrhagies qui viennent de la *vessie* peuvent se montrer dans des circonstances multiples : ou bien elles sont liées à une inflammation aiguë de la vessie (voyez page 137) ; *Cantharis* sera le remède à opposer à cet état ; — ou bien elles dépendent de varices ou d'hémorrhoïdes de la vessie et se montrent chez ceux qui souffrent de catarrhe vésical ; *Arnica* sera encore le meilleur médicament à donner ici (première dilution, six gouttes pour un demi-verre d'eau) ; — ou bien elles reconnaissent comme point de départ une congestion des reins (rognons, organes sécréteurs des urines), et accompagnent fréquemment la maladie nommée *Albuminurie*. Un médecin est seul à même de juger un pareil état ; *Arsenic*, *Digitalis*, *Cantharis* seront les remèdes à donner alors.

Hémorrhagies utérines ou de la matrice.

Quant aux *hémorrhagies utérines*, elles peuvent être sous la dépendance d'une maladie de la matrice et réclamer un traitement spécial dans les détails duquel on ne peut entrer ici. L'hémorrhagie qui accompagne une fausse couche ou suit un accouchement demande des moyens propres, dont on trouvera l'indication à l'article *grossesse*.

Il ne sera donc question ici que des hémorrhagies de la matrice qui se montrent en dehors de ces deux états et qui apparaissent par conséquent au moment des époques ou en dehors de celles-ci, à la suite d'émotions, de chutes, de mouvements violents d'élévation des bras.

Seront indiqués :

Indications spéciales.

Belladonna quand le *sang est fétide*, en caillots, accompagné de *douleurs de resserrement* dans le bas-ventre avec pression vers le bas, *douleur de meurtrissure dans les reins* ; quand le *visage est pâle*, couvert de sueur, *qu'il y a sensation d'étouffement*, palpitations, bâillements, grande angoisse, *contracture des bras et des extrémités*, enflure des jambes, chute des forces.

Chamomilla quand il y a des *douleurs intermittentes très-violentes* dans les reins et le ventre, issue non interrompue d'un *sang épais, noirâtre, fétide*, *en caillots*, quand il y a en outre perte de connaissance , vertiges, visage pâle, réfrigération des membres et du corps.

Crocus quand la perte dure depuis longtemps, que le *sang est noir, épais*, avec *sensation d'un corps vivant* dans le ventre, douleurs intermittentes dans le ventre et les reins, tiraillements dans les reins, pesanteur incommode dans le bas-ventre ; quand en même temps le *visage est pâle, jaunâtre, terreux, les yeux cerclés de bleu* ; qu'il y a de la constipation, une faiblesse extrème, avec des vertiges et des bourdonnements d'oreilles.

Sabina quand le *sang rouge et fluide* s'écoule en grande abondance avec des *douleurs comme pour accoucher* dans le bas des reins et le ventre et de violents besoins d'uriner ; surtout indiqué chez *des femmes très-irritables et impressionnables réglées très-tôt, perdant énormément de sang* à leurs époques, et prédisposées à des fausses couches.

Secale cornutum dans les *hémorrhagies passives* de la matrice , chez *les personnes d'une constitution veineuse, disposées aux hémorrhoïdes*, qui perdent des caillots volumineux à chaque mouvement, surtout quand il y a *beaucoup de torpeur* et *menace de paralysie*. (Secale c., troisième dilution, quatre gouttes dans un demi-verre d'eau, de demi-heure en demi-heure).

Règles accessoi-
res.

Dès que les premiers symptômes d'une hémorrhagie apparaissent, le repos le plus absolu devient indispensable,
surtout en ce qui concerne les fonctions de l'organe plus
particulièrement souffrant. Le malade sera entouré d'air
frais constamment renouvelé ; il sera modérément couvert ;
on lui donnera en petites quantités, à la fois, des boissons
froides et même au besoin glacées. Si les accidents ne cèdent pas promptement, la présence d'un médecin devient
indispensable.

DEUXIÈME PARTIE

FIÈVRES ÉRUPTIVES

Rougeole.

La *rougeole* n'est pas toujours une maladie bénigne que l'on puisse traiter légèrement. La gravité de la maladie dépend toujours des formes qu'elle affecte, de celles de l'épidémie régnante et surtout de la constitution des enfants qui en sont atteints. La rougeole peut, en effet, être mortelle par les complications qu'elle détermine du côté de la poitrine et très-funeste dans ses suites par les maladies graves qu'elle tend à produire. C'est une de ces crises naturelles dans le cours de l'enfance, une maladie de développement, en quelque sorte nécessaire, qui coupe court par son apparition et sa marche régulière à bien des indispositions fatigantes, comme elle peut aussi provoquer, principalement chez les sujets débiles, lymphatiques, des manifestations morbides très-longues, en développant des maux d'yeux très-tenaces, des engorgements scrofuleux des glandes de

10

diverses régions, voire même la phthisie et ses conséquences.

Aussi n'est-il pas prudent en temps d'épidémie d'administrer un médicament qui combatte la tendance à la maladie. On a, en effet, l'habitude de donner *Pulsatilla* dans
ces cas; l'expérience démontre qu'on n'en retire pas de
bons effets, car il vaut mieux que l'éruption se fasse convenablement.

La *rougeole* est une fièvre éruptive, contagieuse, n'atteignant l'homme qu'une seule fois, consistant en petites taches
d'un rouge clair, se terminant par une desquamation sous
forme de pellicules et accompagnée en général d'un état
catarrhal des yeux, du nez et des organes respiratoires.

Au début, on observe une fièvre légère, avec rhume de
cerveau, enrouement, pression dans les yeux et larmoie-
ment; il peut y avoir de l'oppression et de la toux. Puis apparaît une éruption consistant en taches de la grosseur d'une
lentille, de coloration rosée, s'étendant sur tout le corps,
excepté à la paume des mains et à la plante des pieds. La
desquamation de l'épiderme peut manquer complètement;
en général, elle est tardive; les pellicules sont très-petites
et la peau reste saine par dessous.

Complications. — Les complications *immédiates* de la rougeole portent sur
les voies respiratoires, qui peuvent s'enflammer jusqu'à déterminer des fluxions de poitrine; il est rare qu'on voie
survenir des hydropisies.

Les complications *ultérieures* sont également importantes;
elles atteignent les glandes qui vont jusqu'à suppurer, et
surtout les yeux qui s'enflamment d'une manière très-vive
et très-tenace.

La mort survient presque toujours par suite d'accès de
suffocation liés à des paralysies pulmonaires, soit parce que

l'éruption s'est mal faite ou a brusquement disparu, soit par suite de fluxion de poitrine qu'on n'a pu combattre à temps.

Prophylaxie. Une circonstance à noter, c'est que la période de la rougeole pendant laquelle elle est la plus contagieuse est celle de la desquamation ; c'est donc à ce moment qu'il faut isoler soigneusement les enfants atteints de la maladie.

Indications spé :iales. Les remèdes fondamentaux de la rougeole sont : **Aconit** et **Pulsatilla**.

Aconit sera donné au début, si la fièvre est très-ardente; **Belladonna** lui serait substituée si des symptômes céphaliques, congestion à la tête, délire, etc., se montraient ou si l'inflammation des yeux persistait.

Si néanmoins l'éruption tardait à sortir et que la toux fût fréquente, quelques doses de **Sulphur** obvieraient rapidement à cet inconvénient ; **Ipecacuanha** serait préférable néanmoins, s'il y avait beaucoup d'oppression.

Si l'éruption rubéolique rentrait brusquement, **Sulphur** serait le remède à donner au plus tôt.

Quant à **Pulsatilla**, on doit l'administrer quand la rougeole est dans sa *période d'état*, c'est-à-dire arrivée au plus haut point d'intensité; ce remède a l'immense avantage de combattre et même de prévenir les complications ultérieures de la maladie et surtout les fluxions sur les yeux et les paupières souvent si tenaces. Ce remède est particulièrement indiqué s'il survient des orgelets. Si les humeurs sont en mouvement, qu'il apparaisse des éruptions secondaires et des engorgements glandulaires, **Pulsatilla** sera encore le meilleur remède à continuer.

Si après la rougeole, il persiste de la toux sèche, surtout la nuit, on donnera **Hyoscyamus**; si la toux est grasse et quinteuse : **Ipecacuanha**.

Contre la diarrhée muqueuse, il faut administrer **China**, **Mercur** ou **Pulsatilla** (voy. diarrhée, page 118).

Avant de laisser sortir les enfants, il faut attendre que les petites pellicules qui recouvrent la peau soient complètement détachées. On préviendra ainsi les hydropisies consécutives.

Roséole.

On confond fréquemment cette fièvre éruptive avec la rougeole, d'autant plus que l'une n'exclut pas l'autre. Pourtant l'éruption de la roséole offre des taches plus grandes que dans la rougeole ; elles sont déchiquetées, inégales ; elles apparaissent sans aucune espèce d'ordre et ne se fusionnent pas les unes avec les autres. Leur coloration est plus ardente que celle de la rougeole et se rapproche beaucoup de celle de la brique rouge. Cette éruption est fugace et la desquamation se fait par larges plaques et non en pellicules rappelant celles du son, comme c'est le cas pour la rougeole.

Il n'est pas rare de voir survenir des hydropisies cutanées, une fois que la maladie est terminée.

Indications spéciales. Le traitement est des plus simples, d'autant plus que la marche de la maladie est d'une bénignité extrème. On donnera **Aconit** si la fièvre est très-vive et **Belladonna** si la gorge est très-enflammée.

Scarlatine.

La *scarlatine* est la plus maligne de toutes les fièvres éruptives ; l'éruption peut en effet se montrer à peine et disparaître aussitôt ; elle peut se compliquer d'accidents nerveux graves, de dissolution du sang et d'hémorrhagies consécutives ; on la voit enfin coïncider, surtout pendant les épidémies, avec la fièvre miliaire ; l'expérience a même montré que c'est la même influence morbide qui préside à l'apparition de ces deux maladies; car on l'a vue régner concurremment dans la même famille.

Les suites, en outre, demandent les plus grandes précautions, car il est fréquent de voir survenir des hydropisies mortelles, à cause de la profonde altération qu'a subie la vitalité de la peau.

Prophylaxie. Hahnemann a conseillé avec raison l'usage de *Belladonna* comme moyen préservatif de la scarlatine à forme lisse et de l'*Aconit* dans celle où l'éruption est miliaire. Ces deux médicaments seront donnés de la manière suivante : dès le début d'une épidémie, on donnera tous les trois jours une petite dose de *Belladonna* ou d'*Aconit* suivant la forme. Si la maladie éclate dans la famille, cette dose sera administrée chaque jour. De cette manière, on est à peu près sûr sinon de prévenir la maladie, du moins de la rendre très-bénigne dans ses effets.

Marche de la maladie. Les prodromes sont une fièvre ardente, de la courbature, des maux de reins et surtout un mal de gorge très-penible. Ce sont dans le principe de la raideur du cou, de la difficulté à avaler, du gonflement des parotides et des glandes cervicales adjacentes, qui indiquent son apparition.

A l'inspection, l'arrière-gorge est d'un rouge foncé, framboisé, quelquefois même noirâtre, suivant la forme qu'affecte l'épidémie régnante ; la fièvre qui l'accompagne est d'ailleurs en proportion de l'intensité de l'inflammation du cou.

L'éruption elle-même est parfois d'une confluence extrême, la peau se couvre de taches rouge foncé qui se fusionnent ensemble, au point de la colorer uniformément ; on dirait qu'on a passé sur elle un pinceau imbibé de jus de groseilles ; ou bien les taches sont remplacées par des élevures arrondies et très-petites qui rappellent la miliaire. Il est fréquent d'observer du délire et d'autres complications graves.

Aconit et **Belladonna** seront donnés dès le début, alternés l'un avec l'autre ; ces deux médicaments contribueront à la marche bénigne de la maladie.

Si l'agitation est extrême et si l'éruption sort mal, donnez **Sulphur.**

Si l'angine scarlatineuse augmente d'intensité au point de devenir le *symptôme prédominant* de la maladie , donnez **Mercur.**

Pour peu que les tissus qui tapissent l'arrière-gorge deviennent noirâtres et qu'il y ait ainsi une *tendance à la gangrène*, **Arsenic** et **Ac. muriaticum** seront les remèdes à donner.

Contre les *parotidites* **MERCUR** et **Rhus toxicod.** seront les meilleurs remèdes (voy. page 61).

Contre les *accidents cérébraux*, délire, somnolence c'est **Belladonna** et **Opium** qui conviennent le mieux; contre la *rétrocession* de l'éruption **Bryonia** et **Sulphur** sont les remèdes à donner.

Contre la *desquamation* épidermique et l'*anasarque* ou enflure consécutive, on administrera **Helleborus** dès le début, c'est-à-dire dès que le visage commence à se bouffir et les urines à diminuer de fréquence.

Arsenic est particulièrement indiqué dans les *accumulations séreuses des grandes cavités du ventre et de la poitrine.*

Lykopodium se montrera efficace quand les *urines* seront non-seulement *rares ou troubles* mais tout à fait *foncées et noirâtres.*

Il est impossible d'entrer dans plus de détails thérapeutiques au sujet de cette maladie dont le traitement est souvent fort long et fort difficile.

C'est un préjugé de croire qu'il ne faille laisser sortir les malades que quarante jours après la terminaison de la scarlatine. Cette sortie est subordonnée entièrement à la période à laquelle se fait la desquamation de l'épiderme.

Variole.

La question de la variole et de ses dérivés soulève nécessairement celle de la *vaccine* et de la *revaccination*.

La *vaccine* est et restera toujours un des bienfaits les plus appréciables pour l'humanité, quoiqu'en disent certains médecins absolus et systématiques, et malgré les accidents malheureusement encore fréquents qu'entraîne l'inoculation du vaccin.

La *vaccination* doit donc être pratiquée et cela le plus tôt possible, pourvu qu'on se mette dans les conditions voulues pour avoir un vaccin pur et qu'on l'inocule à un enfant bien portant.

Mais l'expérience a démontré qu'au bout de quelques années la vaccine perd son influence bienfaisante et qu'on doit procéder à une nouvelle vaccination (*revaccination*), si l'on veut mettre les enfants et même les adultes à l'abri de la contagion ; il sera bon de la pratiquer vers l'âge de dix ou douze ans.

Variole.

La *variole* est une éruption pustuleuse, aiguë, contagieuse, ayant une marche régulière ou anormale.

Voici quel est l'ensemble des symptômes propres à la variole : quatre ou cinq jours après le moment de la contagion, apparaissent comme prodromes des troubles généraux caractérisés par de l'inquiétude, de la sensibilité contre le froid, de l'accablement, des maux de tête, des vertiges, du manque d'appétit. Bientôt éclate une fièvre ardente avec violentes douleurs dans les reins analogues à celles du rhumatisme, parfois avec des manifestations typhoïdes ou céré-

brales et qui dure trois jours ; puis apparaît une éruption qui
se répand sur tout le corps de haut en bas, d'abord au vi_
sage et à la tête, puis à la poitrine et aux bras ; quand
l'éruption s'est bien faite, la fièvre tombe.

L'éruption elle-même consiste en taches saillantes de la
grosseur d'un pois, rouges avec un point plus foncé au
centre ; vingt-quatre heures après ce dernier s'élève pour
former une papule entourée d'un cercle rouge. Le sommet
de la papule se soulève sous forme de vésicule déprimée en
ombilic et remplie de sérosité d'abord limpide, puis franchement purulente ; la pustule est alors formée. Dès le dé_
but de la suppuration, on voit apparaître une fièvre violente
dite fièvre de suppuration et qui coïncide avec l'enflure de
la peau de tout le corps. Avec le dixième jour de la maladie
les pustules se dessèchent pour former des croûtes jaunâtres ou noirâtres. C'est alors que se montrent des sueurs
très-abondantes et fétides, en même temps que des sécrétions épaisses de mucosités à la surface des muqueuses affectées. Huit jours après, les croûtes tombent et laissent à
leur place soit des taches, soit des cicatrices dont le fond
est pointillé de noir.

Des complications très-sérieuses du côté des membranes
muqueuses qui tapissent l'œil, le nez, le larynx viennent
souvent aggraver la marche de la maladie par la formation
de pustules à leur surface, ce qui donne alors lieu à des accidents redoutables.

Mais la variole peut être anormale ; tantôt ce sont des *ac
cidents nerveux* qui prédominent ; alors avant l'éruption, il y
a de la somnolence, des syncopes, du délire, des secousses
dans le corps. L'éruption elle-même est incomplète ; les
pustules ne s'enflamment pas, s'affaissent, la fièvre en outre
persiste malgré la disparition des boutons varioliques. Vers

le dixième jour, au moment où la suppuration doit se déclarer, la mort peut arriver brusquement ou si elle n'a pas lieu, les malades peuvent devenir phthisiques ou rester sourds et aveugles.

Ou bien la variole se complique de *putridité* ; l'écoulement de la salive est considérable, les sueurs fétides ; il y a en outre de la diarrhée, des hémorrhagies de diverses natures. Les pustules sont très-confluentes en certains points ; elles sont pâles ou bleuâtres sans zone inflammatoire périphérique ; elles se remplissent de sang et tombent facilement en gangrène.

Traitement.

L'expérience démontre que la période la plus dangereuse à franchir, pour les malades, est l'époque où les pustules suppurent et se dessèchent. C'est alors que des symptômes généraux rapidement mortels se déclarent. D'autre part, on sait que la mort est déterminée par l'*asphyxie cutanée* produite par le grand nombre de pustules qui se touchent et se dessèchent. De ces deux faits ressort clairement cette indication : favoriser les fonctions de la peau. Or, rien ne peut mieux y contribuer que l'*aération* constante du malade. Voici donc le conseil que l'on donne : faire lever le malade tous les jours, le promener en le soutenant par les bras, et cela surtout au moment où la fièvre de suppuration commence ; alors si le malade est trop faible, l'asseoir sur un fauteuil près d'une croisée ouverte, si le temps le permet ; l'observation clinique a prouvé que par ce moyen fort praticable, les accidents généraux ont diminué et la convalescence est devenue très-rapide.

On a vanté beaucoup dans ces derniers temps l'usage du *Sarracenia purpurea* dans la variole. Ce médicament, expérimenté sur une assez grande échelle en Angleterre, a présenté le double avantage de diminuer considérablement la

durée de la fièvre de suppuration et de prévenir la formation
de cicatrices ultérieures. Il faut l'employer de la manière
suivante :

Sarracenia purpurea, première dilution,   10 gouttes.
Eau . . . . 100 grammes.

A prendre dès le début de l'éruption jusqu'à complète
dessication des pustules, par cuillerées à bouche, de deux
en deux heures.

Comme moyen propre de prévenir les cicatrices diffor-
mes de la figure, nous conseillons l'usage du lard non fumé.
On prend une couenne de lard frais dont on frotte la figure
dès que l'éruption commence à s'y manifester. On renouvelle
cette petite opération dès que la couche de lard diminue
d'épaisseur. Si les pustules apparaissent malgré cette précaution, on aura soin de les percer une à une dès que la
suppuration commencera.

Le traitement des complications doit être laissé à un
médecin.

Varioloïde.

La *varioloïde* est une éruption bien plus bénigne que la
variole et qui se montre chez ceux qui ont été vaccinés ou
qui ont été atteints déjà de la variole. La fièvre de suppuration manque ou est très-bénigne. L'éruption discrète se
répand à peu près uniformément sur tout le corps ; les pustules sont peu saillantes, se forment rapidement et se dessèchent de même. Les cicatrices sont superficielles, manquent

souvent même et n'ont pas de fond coloré. La maladie se termine en quinze jours.

La médication est très-simple : on donnera *Aconit* au début, s'il y a beaucoup de fièvre. *Sulphur* sera administré ensuite pour hâter la disparition des boutons et les faire sécher.

Varicelle.

La *varicelle* est une éruption varioliforme qui affecte souvent une marche très-irrégulière ; l'éruption ne débute pas par le visage, les vésicules ne sont pas ombiliquées ; elles ne reposent même pas sur des papules saillantes ; les petites vésicules se dessèchent très-rapidement et l'épiderme se détache sous forme d'écailles.

Il faut noter que la nature intime de la varicelle diffère essentiellement de celle de la variole, car l'une de ces maladies ne préserve pas de l'autre. Le traitement de la varicelle est exactement le même que celui de la varioloïde.

Miliaire.

Cette éruption n'apparaît pas seulement d'une manière *intermittente* et soudaine dans le cours de certaines maladies aiguës graves, comme la fièvre typhoïde, la fièvre puerpérale, le rhumatisme articulaire aigu, les pneumonies, mais elle peut aussi exister. comme maladie *essentielle* ayant une marche qui lui est propre.

Il y a le plus souvent des prodromes qui précèdent l'éruption, comme des sueurs profuses, acides, de l'angoisse, une respiration bruyante, suspirieuse, une toux sèche, de l'agitation, des démangeaisons à la peau, divers états nerveux, des crampes, du délire.

L'éruption consiste en petites *vésicules*, demi-sphériques, transparentes, de la grosseur d'un grain de mil, le plus souvent isolées, reposant parfois sur une base rouge (miliaire rouge), qui peut manquer également (miliaire blanche).

Le contenu de ces vésicules est au début de la sérosité transparente, devenant plus tard blanchâtre et même jaunâtre (miliaire cristalline lactée ou purulente). La réaction de cette sérosité est acide.

Indications thérapeutiques.

Ipecacuanha (troisième dilution), doit être donné quand l'apparition de l'éruption est précédée d'angoisse, de resserrement de la région précordiale, de soupirs. L'éruption apparaît en général facilement à la suite de l'administration de ce remède.

Bryonia (sixième dilution) réussit quand l'éruption tarde à paraître et que des symptômes nerveux inquiétants se manifestent chez les femmes en couches.

Aconitum (troisième dilution), quand la miliaire s'accompagne d'angoisse par afflux sanguin avec grande chaleur intérieure.

Chamomilla (deuxième dilution) quand pendant l'éruption il y a des selles aqueuses, verdâtres, diarrhéiques, surtout chez les petits enfants, ce qui trouble alors la marche régulière de la maladie.

Miliaire blanche.

La *miliaire blanche* (sudamina), celle qui se montre dans le cours des fièvres, indique en général un état de dissolution grave du sang et réclame le plus souvent un traitement en rapport avec l'état général du malade. Toutefois, *Arsenicum* (sixième dilution) pourra souvent être administré dans ce cas.

Suette. Une maladie qui a régné épidémiquement à diverses époques et dont l'éruption que nous décrirons est un symptôme important, c'est la *suette*. — Elle est surtout caractérisée par l'apparition de sueurs extrêmement abondantes et profuses qui épuisent les malades et les jettent dans un accablement extrême; l'éruption miliaire apparaît alors souvent très-confluente, tantôt sous forme de papules, tantôt sous celle de simples vésicules.

Cette maladie peut devenir sérieuse et même mortelle; aussi est-il nécessaire d'avoir recours aux conseils d'un médecin. Dès le début, on donnera *Sambucus* et pour peu que la faiblesse prédomine, *China*.

Urticaire.

L'*urticaire* ou fièvre ortiée est souvent précédée de malaises pénibles; courbature, lassitude, fièvre, perte d'appétit; puis apparaît une éruption souvent discrète et limitée aux membres de plaques saillantes, irrégulières, plus blanches ou plus rouges que la peau environnante et accompagnée d'un prurit très-incommode. L'urticaire est fréquemment déterminée par l'usage des écrevisses, des huîtres, des fraises, de la térébenthine, du baume de copahu et chez les femmes après la cessation des règles.

Sont indiqués :

Indications thérapeutiques. **Dulcamara** dans les urticaires fébriles où l'éruption consiste en plaques blanches saillantes sur la peau entourée d'une auréole rouge, apparaissant à la chaleur, disparaissant au froid, avec de la fièvre, du mal de tête, manque d'appétit,

vomissements, diarrhée, douleurs dans les membres.

Cancer fluviatilis dans
l'urticaire compliquée *d'état gastrique très-prononcé.*

Urtica urens dans l'urticaire affectant tout le tronc,
déterminant à la *chaleur du lit*
et *surtout la nuit de violentes*

démangeaisons, avec de la fièvre,
l'absence de l'appétit et la constipation.

Si l'urticaire est survenue après
le contact de quelque animal
venimeux ou des orties, c'est
Rhus toxicodendron qu'il
faut prendre.

FIÈVRE SYNOCHE

C'est l'état morbide communément décrit sous le nom
d'*embarras gastrique fébrile* ou *courbature.* Mais ceux qui
le désignent ainsi ne prennent pour point de départ qu'un
symptôme de la maladie. Nous nous en tiendrons à la description si complète qu'en a donnée M. Davasse.

La fièvre *synoche* attaque surtout les jeunes gens ou les
enfants robustes, à tempérament sanguin; les écarts de
régime, les brusques variations de la température, les exer-
cices les plus violents en sont les causes les plus fréquentes.
Elle apparaît brusquement, sans aucun signe avant-coureur;
ou bien il y a un peu d'inaptitude au travail, l'appétit est
moins vif, il y a du mal de tête et de la courbature; la nuit
l'agitation et l'insomnie prédominent, puis se déclarent quelques phénomènes gastriques qui souvent persistent et traî-
nent en longueur. Enfin, le quatrième ou le sixième jour de

la maladie, tous ces symptômes disparaissent aussi rapidement qu'ils ont éclaté et les malades reprennent leur gaîté,
leur entrain et leurs habitudes.

Aconitum est le remède par excellence dans cette maladie. Il atténue tellement les accidents s'il est donné dès le
début que l'on peut être assuré d'en éprouver un soulagement immédiat. Si pourtant la fièvre étant calmée, il persiste
de la courbature musculaire à un degré intense, donnez
alors *Cannabis indica*.

RHUMATISMES

Il devient nécessaire de diviser cet article en deux cha-
pitres distincts, l'un traitant du *rhumatisme articulaire aigu*,
l'autre du rhumatisme proprement dit ou *douleurs rhumatismales*.

Rhumatisme articulaire aigu.

Le siége de cette maladie est l'appareil de la locomotion;
il se localise dans les articulations des os, dans leurs enveloppes séreuses, les ligaments, les masses musculaires avoi-

sinantes et le tissu cellulaire qui réunit ces divers organes.

Le rhumatisme articulaire aigu se caractérise par l'apparition d'un gonflement douloureux des articulations, tant de l'extrémité supérieure que de celles de l'extrémité inférieure du corps. La douleur est violente, déchirante, lancinante, s'aggravant par la pression et sautant d'un endroit à l'autre. En même temps surviennent des frissons suivis d'une chaleur sèche, la peau devient chaude ou couverte de sueurs visqueuses, acides, qui ne soulagent nullement le malade ; le pouls est dur, la soif vive, les urines foncées, couleur de brique, laissant tomber au fond du vase un dépôt épais ; de plus, il y a des troubles prononcés du côté des voies digestives : manque d'appétit, langue blanche, mauvais goût à la bouche, constipation opiniâtre. La complication la plus fréquente du rhumatisme articulaire aigu, c'est l'inflammation concomitante du cœur et de ses enveloppes, de la plèvre et de la rate. Il est de règle d'observer en outre une éruption miliaire très-confluente.

On peut donner :

Indications spéciales. **Aconit** *dans le début* des accès fébriles, quand il y a *chaleur, rougeur, douleur vive*, gonflement luisant des jointures; quand la peau est sèche, qu'il y a de la soif, que le *pouls* est *plein et rapide*, qu'il y a de l'angoisse, que les *urines sont rares et rouges*.

Bryonia quand il y a *surexcitation des systèmes nerveux et vasculaires*, que la douleur est lancinante, s'aggrave la nuit et par la pression, quand *la fièvre se complique d'un état bilieux et* gastrique ou que la plèvre est en même temps affectée.

Belladonna quand les douleurs sont lancinantes, brûlantes, qu'elles s'aggravent la nuit par le repos, que le *gonflement est extrêmement violent, la rougeur érysipélateuse*, qu'il y a afflux de sang à la tête, *rougeur du visage* et des yeux, *battements des artères du cou*.

Si ce sont les *genoux* qui sont particulièrement affectés, c'est-à-dire gonflés et douloureux tous deux, que *les accès fébriles re-*

doublent vers le soir à peu près à la même heure, si, à plus forte raison, il y a *périodicité manifeste* des accidents, c'est-à-dire vers la même heure *tous les jours ou tous les deux jours, le soir ou le matin*, apparition de symptômes fébriles ou nerveux, *délire*, *divagation*, etc., on donnera **Chininum sulfuricum** de la manière suivante :

Chininum. sulfuricum , première trituration au 10ᵉ, 30 cent.

Sach. lactis . . . q s.

en deux doses, une le matin, l'autre le soir, une heure avant l'apparition des accès. A continuer les jours suivants, jusqu'à ce que le calme soit produit.

Pulsatilla quand les douleurs *sautent rapidement d'un point à un autre* , qu'elles s'aggravent la nuit et à la chaleur du lit; qu'il y a en même temps *pâleur du visage*, *frissonnement*, *absence de soif*, *sensation d'engourdissement*.

Kalmia latifolia 6ᵉ *dès qu'il y a la moindre tendance à une métastase sur le cœur*; le médecin seul pourra reconnaître cette circonstance ; mais le malade en sera averti par de l'oppression, de l'angoisse, une douleur souvent pongitive, généralement pénible dans la région du cœur.

Arsenicum 12ᵉ sera indiqué dans le cas de *douleurs brûlantes*, tiraillantes, qui deviennent *insupportables la nuit*, s'aggravent par le froid et sont *calmées par l'application extérieure de la chaleur; surtout après l'abus du* **China**. Ce médicament convient très-bien quand l'endocardite (inflammation du cœur) est déclarée complètement.

Rhumatisme musculaire.

Le *rhumatisme musculaire* affecte spécialement les muscles ou organes de la locomotion ; il complique fréquemment le rhumatisme articulaire aigu. Il occupe la continuité d'un ou de plusieurs muscles, c'est-à-dire l'intervalle qui sépare deux articulations et peut, par conséquent, affecter une ou plusieurs régions du corps et prendre ainsi des dénominations spéciales. La douleur, dans ce cas, est vive, déchirante; elle s'exaspère par les mouvements; la pression l'aggrave ou la soulage; le plus souvent il n'y a pas de fièvre.

On donnera :

Aconit dès le début, *s'il y a de la fièvre*; quand l'état aigu est tombé et qu'il persiste de la douleur occupant un ou plusieurs muscles, *Bryonia* sera préférable, surtout si ce sont les muscles des extrémités supérieures qui sont affectés.

Dulcamara quand le mal est survenu non pas à la suite de l'action de l'eau, mais *par un brusque refroidissement, le corps étant en sueur*, quand les douleurs se montrent la nuit au repos, se reproduisent facilement au moindre changement de la température et surtout quand il y a sensation de *raideur douloureuse à la nuque* et dans le derrière de la tête, ce qui ne laisse aucun repos au malade, ou lorsqu'il y a suppression brusque d'éruptions cutanées.

Lumbago.   Quand les *douleurs occupent la masse lombaire*, c'est-à-dire siégent à la partie inférieure de la colonne vertébrale, le rhumatisme prend le nom de *lumbago*.

Le *lumbago* est souvent très-pénible et force à garder un repos absolu, car les mouvements sont impossibles ou très-gênés.

Sont indiqués :

Belladonna quand les douleurs brûlantes sont plus fortes la nuit, qu'il y a des *secousses électriques dans les parties affectées*, de la fièvre avec chaleur, *battements dans la tête*.

Nux vomica, remède fondamental quand il y a tension, secousses, pression au dos, dans les côtés de la poitrine, avec *sensation de paralysie ou d'engourdissement dans les parties affectées*, surtout chez *les personnes hémorrhoïdaires, colériques, hypocondriaques* et quand il y a des *compli-*

cations gastriques, de la *constipation*, des maux de tête. Le propre des douleurs est dans ce cas de se montrer *périodiquement la nuit et surtout le matin*.

Rhus toxicodendron quand il y a *raideur, rhumatisme, avec déviation de la partie affectée* après avoir reçu la pluie, ou par les changements de température avec *traction, ten-* *.sion, douleur de luxation, fourmillements*. Ce remède convient spécialement quand la chaleur *soulage* et que le repos *aggrave* les douleurs.

Sulphur est indiqué surtout dans les *formes tout à fait chroniques*, chez les *hémorrhoïdaires* atteints d'affections du bas-ventre, *à constitution sanguine. Ce remède combat les dispositions aux rechutes.*

Sciatique rhumatismale.

Une maladie très-douloureuse et souvent très-longue à guérir, pouvant même amener une claudication incurable, c'est la *sciatique*. Les malades qui en sont atteints ressentent une douleur qui peut passer par tous les degrés possibles et rester limitée soit au pli de la fesse, à l'émergence du nerf sciatique, soit s'irradier le long du membre inférieur tout entier. Cette douleur s'aggrave par la pression, l'effort, la marche, au point de rendre cette dernière impossible ; les malades contractent alors leurs muscles d'une façon telle que le membre tout entier se raccourcit et se déforme, de sorte que c'est la pointe du pied qui seule supporte le poids du corps.

Sont indiqués :

Colocynthis, quand il y a *sensation d'une barre rigide qui maintient la hanche et la cuisse scellées* au bassin ; quand la douleur s'irradie jusqu'au pied, qu'elle est *écrasante et comprimante*, qu'il y a sensation de paralysie, que la marche est difficile et les *douleurs intolérables*.

Pulsatilla quand les *douleurs ne sont pas fixes*, qu'elles s'aggravent la nuit et se caractérisent par des tractions, des. déchirements, des secousses *plutôt la nuit au lit*, à la chaleur de la chambre et par le changement de position ; qu'aux changements de temps il y a des points et une *sensation de froid ;* que les douleurs se *calment* quand le malade *se découvre* et qu'il est à l'*air libre*, mais *reviennent* dès qu'il *rentre chez lui ;* qu'il y a des *frissonnements, absence de soif* ; chez des *personnes pauvres de sang, phlegmatiques*, qui pleurent facilement (les *femmes* et les *enfants*).

Arsenicum quand les douleurs ont un *degré d'intensité extrême*, qu'elles sont déterminées par un *froid sec*, que *la nuit la brûlure et les déchirements sont intolérables*, que le *froid aggrave* et la *chaleur soulage*.

Rhumatismes noueux.

Quand le rhumatisme affecte d'une manière chronique les extrémités articulaires des doigts ou des orteils, il prend le nom de *rhumatisme noueux*. Les phalanges se déforment, deviennent globuleuses ou ovoïdes, en général d'une manière régulière ; ces nodosités peuvent se montrer soit isolément ou bien elles affectent toutes les articulations phalangiennes d'une ou des deux mains. Les douleurs sont vives ou sourdes, mais s'aggravent toujours par le mouvement. Les principaux remèdes qui peuvent guérir cette forme de rhumatisme sont : *Arnica, Graphites* et *Lykopodium.*

Une autre forme de douleurs rhumatismales qui affecte, non plus les articulations, mais l'épaisseur du tissu cellulaire où l'on observe alors des *engorgements noueux*, durs, siégeant le long des tendons appartient à la même diathèse.

On le rencontre surtout chez ceux qui ont été pendant longtemps exposés au froid et à l'humidité des logements malsains. C'est le *Rhus toxicodendron* qui convient particulièrement à cet état.

Rhumatisme vague.

C'est la maladie désignée sous le nom de *douleurs* de rhumatisme. Rien n'est plus commun dans les climats brumeux ou sujets aux brusques variations de température. Ces douleurs affectent en général les tissus fibreux avoisinant les grandes articulations ; elles sont tantôt fixes, tantôt erratiques et peuvent alors affecter les viscères internes.

Seront indiqués :

Sulphur dans les affections rhumatismales des articulations, des os et des muscles avec incurvation des membres et *raideur ;* quand il y a *prédominance des affections du bas-ventre ou qu'on a abusé du mercure.*

Rhododendron chrysanth. dans les rhumatismes chroniques quand les douleurs sont *aggravées par l'air humide* à chaque changement de température ; qu'il y a des tractions, des tiraillements dans les membres et les articulations ; que les *souffrances sont aggravées la nuit et au repos* et qu'elles laissent persister de la raideur et une sensation de paralysie, que *le gonflement des jointures augmente aux changements de temps,* quand les douleurs de reins se prolongent jusque dans les parties et les anneaux inguinaux.

Colchicum 1° dans les *affections articulaires sans gonflement ni rougeur,* surtout quand ce sont les *grandes articulations* qui sont malades, comme l'épaule, le coude, le genou, quand les douleurs sont *la suite de refroidissements* par l'humidité de l'air ou des habitations ; surtout quand il y a un état d'endolorissement ou de surexcitabilité générale, des douleurs d'un seul côté, des tiraillements, des tractions des parties douloureuses jusque dans les os, surtout *par un temps chaud.*

Si le rhumatisme apparaît à la suite de l'abus du mercure, ce sont surtout *CHINA, IOD., Hep. sulph.* ou *Sulphur,* qui agissent avantageusement ; si c'est à la suite de l'abus du *China, ARSENIC, Ferrum, Pulsat., Veratrum ;* à la suite d'un empoisonnement chronique par le plomb : *OPIUM* et *Nux vomica ;* à la suite d'une blennorrhagie : *CLEMATIS, MERCUR, Tereb., Thuya.*

La goutte.

La *goutte* est une maladie caractérisée par l'accumulation de sels calcaires (urate et phosphate de chaux) dans le sang ;

elle est ou *héréditaire* et comme telle transmissible des parents aux enfants, ou bien *acquise* et le résultat d'un genre de vie spécial et d'une alimentation trop succulente ; aussi est-elle appelée à juste titre la maladie des gourmands. Elle commence par des troubles de toutes sortes des voies digestives et surtout par la formation d'acidités ou d'aigreurs ; et comme les sels surabondamment formés dans l'économie se déposent plus particulièrement sur les os, il en résulte des accès ou *attaques aiguës* de goutte par l'inflammation qu'ils déterminent. La goutte peut être *chronique* et amener finalement des déviations, des déformations des os, surtout près des grandes articulations. Chez les personnes usées, la goutte est *atonique*, c'est-à-dire qu'elle se montre avec une telle persistance, que toute réaction disparaît de l'économie. On l'appelle *cachée* ou *larvée* (surtout chez ceux qui ont des goutteux parmi leurs parents), quand apparaissent certaines inflammations des viscères internes qu'on pourrait leur rattacher. La goutte *régulière* atteint les petites articulations du pied et de la main ; la goutte *irrégulière* frappe les grandes jointures, comme le genou, le coude ou la tête et d'autres parties. La *goutte volante* saute d'une région à l'autre ; c'est la plus dangereuse. Le pronostic est aussi fâcheux quand les fluxions articulaires ne se font pas convenablement par diverses causes spéciales ; de là des inflammations de la poitrine, du ventre ; de là aussi des hémorrhagies, des paralysies, des hydropisies, etc.

Il faut dans le traitement de la goutte considérer : le traitement des *accès* ou attaques aiguës et celui des *intervalles* qui séparent les attaques successives. Le premier seul peut être *médicamenteux ;* le second doit être *hygiénique.*

Traitement de l'accès. — Dès le début d'une attaque, dès qu'il y a fluxion vive d'une articulation, gonflement, douleur, fièvre, donnez *Aconit* 1ᵉ, quatre gouttes pour un demi-verre d'eau, une cuillerée toutes les deux heures.

Quand ce premier état aigu sera passé, on choisira :

Arnica 3ᵉ pour la *goutte volante*, avec gonflement, douleur de luxation.

Belladonna 3ᵉ quand il y aura fièvre, avec *rougeur érysipélateuse*, gonflement, tension, afflux de sang.

Bryonia 3ᵉ quand la douleur est *augmentée par le mouvement* et qu'il y a en outre *état gastrique* ou bilieux.

Colchicum quand ce sont les *grosses articulations* qui sont affectées, comme l'épaule, le genou, avec des douleurs dans les os, sensation de paralysie, tractions, déchirements, secousses.

Sabina surtout quand c'est le *gros orteil qui est pris*, qu'il y a rougeur et *gonflement luisant*, *violentes douleurs dans les os*, difficulté de les mouvoir; dans *la goutte erratique* avec douleur tiraillante dans les parties malades, sensation de malaise général ; surtout indiqué *quand l'air frais soulage*.

Traitement hygiénique. — C'est le plus important ; car non-seulement il peut diminuer la fréquence et l'intensité des attaques, mais encore (ce que ne peuvent faire les remèdes cités plus haut), combattre le fond même de la maladie ou la disposition à la contracter.

Le goutteux ne doit ni manger trop ni s'exercer trop peu; sa nourriture doit être en partie animale et en partie végétale ; il doit éviter un excès de viande et surtout de viandes noires ; ces aliments sont trop nourrissants pour lui.

Le régime habituel se composera de légumes, de végétaux frais, de fruits secs ou confits et dans la bonne saison de fruits bien mûrs.

L'eau (peu calcaire), mêlée de vin sera la boisson ordi-

naire du malade. L'eau-de-vie et les liqueurs doivent être
bannies à tout prix, car l'alcool énerve, gâte l'appétit et ra-
lentit toutes les fonctions digestives.

Acrodynie.

Nous rapprochons de la goutte une affection fort douloureuse et pénible qui atteint surtout ceux qui ont des goutteux dans leur famille ; nous voulons parler de l'*acrodynie*
ou de l'inflammation simultanée de toutes les petites articulations des orteils. Ceux-ci deviennent alors très-rouges,
gonflés, douloureux au point de rendre la marche impossible. Des symptômes gastriques accompagnent cet état.
Aconit est le remède spécifique de cette maladie ; il la fait
disparaître très-rapidement.

SCROFULE

La *scrofule* encore nommée *écrouelles*, *humeurs froides*,
cette maladie si répandue surtout dans les classes pauvres,
mais qui n'épargne pas non plus les riches et en général con-
sidérée à tort comme déshonorante et le résultat d'une
mauvaise conduite des parents ou des ascendants, est un

état morbide le plus souvent héréditaire, qui, débutant dès
la plus tendre enfance, amène dans les parties molles et les
os des lésions multiples quant à leur forme et à leur gravité,
qui se prolongent souvent jusqu'à l'âge viril en parcourant
lentement leur phase et laissant de profondes traces de leur
passage. C'est surtout le système glandulaire et lymphatique
qui est atteint dès le début.

Les scrofuleux ont un aspect général qui révèle d'emblée
leur constitution à un œil exercé. Leur tête est volumineuse,
leur mâchoire inférieure élargie et comme carrée ; les ailes
du nez et les lèvres sont épaisses et gonflées, les pommettes
saillantes, les articulations sont grosses et la taille est peu
élancée. Ils sont très-fréquemment colorés et même ont le
teint très-animé ; leur peau est blanche, satinée, leur embonpoint est prononcé ; leurs formes plutôt arrondies qu'an-
guleuses.

Comme ils ont généralement une circulation peu active,
ils sont disposés à des stases veineuses et lymphatiques,
surtout dans les organes où ces systèmes sont développés ;
de là la fréquence et la ténacité des flux muqueux, des engorgements glandulaires, des suppurations atoniques auxquelles ils sont particulièrement prédisposés.

Comme la scrofule a des manifestations multiples, quoique
simultanées, on doit l'étudier pour plus de simplicité et de
clarté dans les symptômes les plus saillants et les plus communs à la peau, dans les glandes et dans les os.

Mais avant d'entrer dans ces détails, quelques considérations sur le traitement et les moyens hygiéniques à opposer
au développement de la scrofule, quand il y a des prédispositions évidentes à cette maladie, ne paraîtront pas déplacées.

Les moyens hygiéniques portent principalement sur l'ha-
bitation, les aliments et le genre de vie des enfants.

Les lieux bas, humides, marécageux comme les vallées et le voisinage des cours d'eau peu rapides ; l'accumulation d'un grand nombre d'enfants dans la même demeure et la respiration d'un air vicié engendrent facilement la maladie que nous décrivons. On choisira donc les lieux élevés, les montagnes où règne constamment un air pur, les habitations saines et bien ventilées ou le bord de la mer où ces mêmes conditions se trouvent réunies.

Dans le régime, on évitera les féculents, pommes de terre, pain, haricots, lentilles, marrons, pour leur substituer une alimentation plus animale et plus substantielle ; les fruits mûrs, les légumes verts sont particulièrement utiles.

Les enfants devront être peu gênés dans leurs vêtements pour pouvoir se donner facilement du mouvement et jouer à leur aise. L'exercice en plein air, les sorties régulières, l'insolation dans la bonne saison, les bains de rivière pris très-courts, les bains de mer de l'Océan et à leur défaut, le bain à l'éponge (sponge-bath) des Anglais pris à domicile, modifieront avantageusement la constitution scrofuleuse.

Comme moyen thérapeutique, on ne peut nier l'heureuse influence de l'huile de foie de morue, de l'huile de poisson ou de l'huile de pied de bœuf qui toutes comme huiles animales s'assimilent facilement. La première agit comme corps gras d'abord, et ensuite par la faible quantité d'iode qu'elle contient. Comme l'huile de foie de morue n'est pas toujours bien supportée, on pourra la donner sous forme de *Sacharolé d'huile de foie de morue*, c'est-à-dire triturée avec le sucre de lait, à la dose d'une cuillerée à café tous les matins.

Les médicaments qui en outre peuvent le mieux modifier la santé sont dans ce cas : *Belladonna* quand l'enfant ne peut pas se tenir debout ni se servir facilement de ses jambes pour marcher.

Calcarea carb. quand les muscles sont flasques, la peau pâle, sans turgescence et formant des plis et des rides autour des articulations, quand l'appétit est vorace, et que le ventre a de la tendance à se ballonner et se durcir.

Éruptions cutanées scrofuleuses.

Impétigo.

L'affection cutanée la plus fréquente est l'*impétigo* ou *croûte de lait*, qui se montre dès les premiers mois de la naissance au cuir chevelu pour gagner de là la figure et le tronc.

A la tête, l'éruption presque toujours confluente est formée de petites pustules à base rouge, enflammée qui s'ulcérant rapidement forment en se desséchant des croûtes épaisses qui constituent une véritable calotte; ou bien la sécrétion est tenue et se réunit en grumeaux arrondis adhérents aux cheveux; c'est ce que l'on nomme communément *teigne granulée*.

A la figure, l'éruption est souvent discrète, mais parfois aussi elle couvre tout le visage, ce qui donne aux enfants un aspect repoussant. La peau, y étant plus fine, est très-rouge, puis se couvre d'excoriations provenant des petites pustules et la sécrétion, parfois très-abondante, forme des croûtes jaunes, flavescentes.

Aux membres, l'éruption se montre aux plis articulaires ou à leur face antérieure; elle est le plus souvent discrète et les papules sont énormes.

Des soins de propreté, des onctions légères avec de l'huile

d'amandes douces, au besoin l'application de légers cataplasmes de mie de pain feront tomber les croûtes.

Les médicaments les plus efficaces sont : *Silicea* quand
l'éruption affecte plus particulièrement le cuir chevelu ;
Calcarea carb. quand elle siége à la figure et *Sulphur* quand
l'éruption se généralise sur tout le corps.

Les scrofuleux sont sujets à beaucoup d'autres éruptions
qui, sans appartenir en propre à la scrofule, en sont néanmoins fréquemment sympathiques.

Eczéma.

L'eczéma est caractérisé par des vésicules ordinairement
très-petites, agglomérées en grand nombre et occupant des
surfaces très-larges non circonscrites et irrégulières. L'aspect de cette éruption dépend de son âge, car elle passe
par des transformations successives et devient presque toujours chronique. L'eczéma affecte des siéges multiples et
s'observe particulièrement aux doigts, aux oreilles, au pli
de l'aîne ou du jarret, au cuir chevelu.

A l'état chronique, la peau qui s'est indurée se fendille et
devient le siége d'une sécrétion séreuse souvent très-abondante. L'eczéma est d'ailleurs héréditaire et s'observe plutôt
chez les sujets d'un certain âge.

Le traitement de l'eczéma est long et difficile.

Quand ce sont les doigts et les oreilles qui sont surtout
atteints et que l'éruption est sous la forme de croûtes desséchées et épaisses, donnez *Graphites*.

S'il affecte le scrotum ou le pli de l'aîne et les parties supérieures des cuisses, donnez *Petroleum*.

Si l'éruption est vésiculeuse, papuleuse comme dans la
miliaire ou sous la forme de bulles, ou que la peau soit très-
rouge, excoriée et toujours suintante, donnez *Rhus toxicodendron*.

Arsenicum album convient surtout quand l'éruption est

écailleuse ou pelliculeuse avec violente brûlure et grande angoisse.

Antimonium crudum est indiqué quand l'éruption est formée de pustules varioliformes et qu'il y a des débris épidermiques brunâtres ou noirâtres.

Rhus vernix quand la peau est épaisse et que le tissu cellulaire sous-cutané paraît affecté.

Hydrocotile asiatica dans les mêmes circonstances.

Prurigo et lichen. Ces deux affections n'en font qu'une, car elles sont une transformation de l'une dans l'autre. Le *lichen* est caractérisé par des papules saillantes, rouges qui sont le siége de démangeaisons insupportables.

Le *prurigo* est constitué par une petite excoriation hémorrhagique que les frictions répétées amènent au sommet de la papule du lichen. Quand cette éruption est très-confluente, on la déracine difficilement surtout chez les enfants.

Sulphur est le médicament qui convient le mieux dans cette maladie ; mais il faut le continuer longtemps et varier ses dilutions.

D'ailleurs les complications vermineuses, hémorrhoïdaires, dyspeptiques qui accompagnent le lichen doivent faire choisir un médicament approprié, ce que ne peut faire qu'un médecin.

Engorgements ganglionnaires.

Ils sont souvent les seuls symptômes de la scrofule ; comme ils donnent fréquemment naissance à des cicatrices indélébiles, il est important de les soigner dès le début. Ces tuméfactions ganglionnaires occupent surtout les régions où le système lymphatique est très-développé, telles que le cou, la tête, le creux de l'aisselle, le pli de l'aine. Très-souvent elles se montrent à la suite d'éruptions cutanées ou d'in-flammations de la bouche et de la gorge.

Les ganglions peuvent s'enflammer d'une manière aiguë ou chronique, s'indurer ou suppurer.

L'*inflammation aiguë* se caractérise par un gonflement douloureux d'un ou de plusieurs ganglions ; la peau est alors luisante, rouge; il peut y avoir de la fièvre et de la courbature.

Au début, s'il y a simple tuméfaction, sans rougeur, es-sayez *Mercur*.

Si la rougeur est vive et s'étend sur les parties voisines, qu'il y ait afflux de sang à la tête, *Belladonna*.

Si le gonflement augmente et que les glandes deviennent le siége de lancées pénibles, qu'il y ait imminence de sup-puration, donnez *Rhus toxicod*.

Des applications émollientes de farine de graine de lin sont toujours utiles.

Etat chronique. S'il y a *induration chronique* des ganglions qui alors for-ment une masse dure, mobile, indolente, souvent en cha-pelets, donnez *Apis mellifica* pendant longtemps.

S'il y a *suppuration* des mêmes ganglions cervicaux ou axillaires, c'est *Silicea* 30ᵉ qu'il faut alors administrer.

Si pourtant c'étaient les ganglions du pli de l'aine qui fus-sent affectés, donnez *Carbo animalis*.

Carreau.

Si ce sont les ganglions abdominaux qui sont affectés
d'engorgement chez les enfants, on aura affaire au *carreau*,
cette maladie si commune dans nos climats. On le reconnaîtra aux symptômes suivants : saillie considérable du
ventre qui est dur et tendu, diarrhée continue, engorgements glandulaires du cou et des aînes, amaigrissement et
pâleur du visage qui est bouffi ; gonflement du nez et des
lèvres ; c'est *Calcarea carb.* qu'il faut choisir contre cet
état. Si pourtant il y avait en même temps ophthalmie scrofuleuse (voy. page 58), il faudrait alterner ce remède avec
Belladonna.

Affection des os.

Nous séparons entièrement le *rachitisme* ou ramollissement des os de la scrofule proprement dite ; aussi le décri-
rons-nous à part. Les lésions osseuses que produit la scrofule sont très-multiples , presque toujours ce sont des *caries*,
c'est-à-dire des ulcérations osseuses, amenant à leur suite
des *fistules* qui donnent issue à une suppuration qui varie
de quantité et de nature suivant les régions du corps et
l'étendue des lésions qu'on observe alors.

Quand ces inflammations osseuses avoisinent les grandes
articulations, elles prennent le nom de *tumeurs blanches*.

Les médicaments à administrer dans les caries scrofuleuses sont : *Silicea* 30, d'une manière générale, *Assa fœtida* dans les caries des maxillaires supérieures et inférieures, et *Aurum metal.* dans les caries des vertèbres et du bassin.

RACHITISME

Il serait trop long de nous étendre sur les caractères cliniques qui séparent le *rachitisme* de la scrofule. Disons dès le début que le propre du rachitisme est une altération caractéristique du système osseux, qui en se ramollissant se déforme d'une manière spéciale ; ajoutons que cette déformation est en rapport direct avec les fonctions des portions osseuses altérées. Nous ne signalons ici que les symptômes les plus saillants, tels que les gonflements des extrémités articulaires, les courbures de la colonne vertébrale, les déformations de la poitrine, le défaut de proportion entre les différentes parties du squelette, le volume exagéré des os du bassin.

Le rachitisme est une maladie grave mais rarement mortelle et qui guérit fréquemment quand il est bien soigné. Le meilleur médicament à opposer à cet état est *Calcarea phosphorica.*

SCORBUT

Le *scorbut* est une maladie constituée par une dissolution du sang occasionnée par une mauvaise nourriture. Il se caractérise par des hémorrhagies de toutes natures tant sous la peau où apparaissent des taches violacées que dans les organes internes et surtout aux gencives qui se ramollissent et s'ulcèrent. Il y a en outre des douleurs dans les membres et une grande faiblesse, des troubles de la digestion et même de la fièvre.

C'est *Phosphor* qui est le remède principal, il est toujours indiqué lorsque les gencives sont gonflées et saignantes ; qu'il y a des hémorrhagies par la bouche et la poitrine, des taches rouges sur la peau, surtout aux bras et aux jambes.

Si pourtant il y avait gangrène ou mortification de la muqueuse gingivale, ou bien ulcérations et fétidité des sécrétions de cette dernière, *Kreosotum* et *Ac. sulphuric.* conviendraient encore mieux. *China* serait alors à donner, si, le mal étant guéri, il persistait beaucoup de faiblesse et d'accablement.

CHLOROSE

L'appauvrissement du sang qui est l'un des symptômes les plus frappants de la maladie connue sous le nom de *pâles couleurs* ou chlorose est commun à beaucoup d'états morbides ; il prend alors plus spécialement le nom d'*anémie* et peut se montrer chez les enfants comme chez les adultes, chez l'homme comme chez la femme. La chlorose au contraire est une maladie propre au sexe féminin seul et se rencontre surtout chez la jeune fille à l'âge de la puberté. Les symptômes saillants sont : pâleur du visage qui souvent est d'une couleur tirant sur le vert, décoloration des muqueuses (lèvres, palais, arrière-gorge), faiblesse musculaire, dégoût pour la nourriture et surtout la viande, suppression ou irrégularité des menstrues, état nerveux variable dans ses caractères. C'est la *forme commune bénigne* de la maladie.

Pourtant la chlorose se montre aussi chez des personnes qui ont en apparence le sang riche et les tissus colorés, mais dont l'ensemble des symptômes constitue néanmoins (pour un médecin habile), une des formes encore fréquentes de la chlorose : c'est la *forme floride* de la maladie.

Enfin un dernier degré beaucoup plus sérieux que les deux précédents, c'est la *forme grave* dans laquelle la décoloration est portée à son summum et où l'aspect de la figure est jaune, comme cachectique.

La distinction de ces trois formes est importante à établir

au point de vue du pronostic et des indications thérapeutiques.

Calc. c. et **Kali c.** que nous mettons sur le même rang correspondent plus particulièrement à la forme floride, celle qui se montre chez les jeunes filles *d'un tempérament phlegmatique, disposées à l'embonpoint,* aux rhumes et aux diarrhées chroniques; à celles dont les règles ne sont pas complètement supprimées, mais qui sont irrégulières, tantôt trop longues, tantôt remplacées par des pertes blanches, dont l'appétit est capricieux et bizarre et l'indolence, l'apathie telles que le moindre exercice les fatigue et leur devient même intolérable. La calorification étant très-faible, elles ont toujours *les extrémités froides et glacées.* La nuit leur sommeil est agité et fréquemment interrompu par des cauchemars et des visions effrayantes.

Pulsatilla est le remède qui répond le mieux à la forme commune. Elle est particulièrement indiquée dans les cas où la digestion languit ou est très-laborieuse, *quand les règles manquent* ou ne font qu'apparaître, étant remplacées par des mucosités ou un sang rosé; quand le corps et l'esprit sont tombés dans *un état d'atonie ou de débilité complet.* Cette atonie porte surtout sur le peu d'énergie de la circulation; de là de la faiblesse du pouls, de l'irrégularité des pulsations, de l'oppression, surtout pendant les mouvements. **Pulsatilla** répond en outre fort bien aux complications si fréquentes dans cette forme chronique, telles que crampes d'estomac et migraines; mais celles-ci n'étant pas d'une nature violente, mais au contraire latente et changeante. Son action la plus directe porte donc sur la digestion, l'assimilation et la formation du sang. Ce médicament doit donc toujours précéder l'administration du **Fer**, car l'expérience démontre que l'organisme est bien plus disposé à se l'assimiler après qu'avant **Pulsatilla**.

L'indication de **Ferrum** est très-limitée et ce médicament ne peut guérir la chlorose que dans peu de cas spéciaux. Il faut donc le donner seulement d'une manière intercurrente. Il correspond surtout à la faiblesse musculaire portée au plus haut degré, de sorte que la contractilité des fibres paraît même diminuée ou pervertie, au point d'amener des crampes, des contractures, des tremblements, des secousses. Quant à l'état du sang qui réclame le fer, il a ceci de particulier *que son appauvrissement se présente sous le masque de la congestion et de la plé* *thore;* ainsi le visage, pâle d'habitude, se colorera brusquement; il y aura alors des vertiges, des bourdonnements d'oreilles., des palpitations, des hémorrhagies par divers organes, surtout par les poumons, de l'oppression et même des étouffements.

Ignatia est encore un médicament très-important pour la chlorose, mais dont l'indication est précise quoique limitée de son côté. Il agit spécialement sur le système nerveux spinal et fort peu sur le système nerveux végétatif, il correspond donc surtout aux cas où il y a *sur-impressionnabilié*, *sensibilité et faiblesse*. **Ignatia** guérira ces chloroses dans lesquelles la digestion, l'assimilation et la composition du sang ne sont pas encore trop dépravées et dans lesquelles la surexcitation et la dépression du système nerveux prédominent.

D'ailleurs, d'autres médicaments sont encore indiqués dans divers cas spéciaux.

China dans les chloroses qui se montrent à la suite de pertes de sang ou d'humeurs, de l'allaitement, quand il y a hydropisie, faiblesse avec surexcitation.

Natrum muriat. dans les manifestations anormales du cœur et des gros vaisseaux par faiblesse de la contractilité des vaisseaux; dans les affections secondaires et consécutives des organes génitaux.

Phosphor et **Ac. phosphor.** dans la débilitation des organes génitaux avec éréthisme à la suite de chagrins, de soucis, de pertes blanches, surtout celles qui persistent après la guérison.

Beaucoup de chloroses ne reconnaissent comme point de départ que la *nostalgie* ou le regret du pays natal; nous l'observons surtout chez les Suissesses qui se placent comme domestiques. **Phosphor.** et surtout **Ac. phosphor.** sont les principaux remèdes de cette forme spéciale de chlorose.

DANSE DE SAINT-GUY OU CHORÉE

La *chorée* est une maladie convulsive caractérisée par des contractions alternant avec des relâchements des muscles soumis à l'empire de la volonté, sans qu'il y ait de troubles du côté de l'intelligence, d'où résultent des mouvements souvent extraordinaires des membres, de la tête, du tronc, sans que les malades puissent s'y opposer.

On distingue deux degrés à cette maladie : une chorée *forte* ou *majeure*, une chorée *faible* ou *mineure*.

La *chorée faible* consiste en toutes sortes de mouvements musculaires ou tout à fait involontaires qui ne durent que pendant la veille pour cesser pendant le sommeil quand il est profond ; ils peuvent néanmoins persister, quoique affaiblis quand ce dernier est léger. Les contractions musculaires sont locales, successives, ressemblant souvent à des secousses électriques ou pouvant être au contraire permanentes, tétaniformes.

L'enfance, le sexe féminin, la faiblesse de la constitution, la croissance rapide disposent à la chorée ; des émotions comme celles que produisent la peur ou la crainte, la présence de vers favorisent également cette maladie.

La *chorée forte* ou majeure est une maladie convulsive dans laquelle la connaissance restant parfaite, on voit survenir des mouvements tellement bizarres qu'on pourrait croire à l'existence de la folie, comme des sauts, des courses à perdre haleine, en cercle, autour des tables, des chaises ;

en même temps les malades crient, chantent, gesticulent d'une manière ridicule. Quelquefois même les convulsions se terminent par de l'extase pendant laquelle les malades perdent le sentiment, quoique pendant l'accès même ils aient su se préserver de tout accident. Si on cherche à maintenir les patients de force, leurs spasmes vont jusqu'à la fureur. Comme prodromes, on observe de l'agitation, de l'inquiétude, de l'angoisse, des tremblements musculaires, des palpitations, de la somnolence et de l'abattement. Tous ces symptômes morbides cèdent en général quand les règles s'établissent.

Indications spéciales. Le traitement de cette maladie doit être laissé au médecin. Toutefois nous donnerons les indications de trois remèdes principaux.

Ignatia convient surtout dans les cas simples où l'on observe une *agitation et des mouvements continus des muscles*. Les symptômes caractéristiques sont : l'apparition ou l'aggravation des accès après le repas, leur diminution quand on est étendu sur le dos, et lorsque la démarche hésitante est peu sûre de sorte qu'on tombe au moindre obstacle qu'on rencontre. Dans les cas intenses, c'est **Stramonium** qui est indiqué, c'est alors qu'on observe des *mouvements violents*, convulsifs des membres ; ils sont souvent croisés, c'est-à-dire affectent tantôt le bras gauche et la jambe droite et réciproquement ; parfois ce sont les mains qui se meuvent en cercle ou bien les malades font des *sauts et des courses prodigieuses*, il y a en outre des *déviations tétaniques* de la colonne vertébrale et de l'*impossibilité de boire l'eau*.

Après cette période d'agitation on observe souvent du calme et surtout un accablement extrême avec des perversions des sens. **Hyoscyamus** convient dans les mêmes circonstances, surtout quand il y a agitation indistincte des membres, gestes indécents et dans l'intervalle une loquacité et un besoin de mouvement extrême ou une hébétude prononcée.

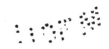

ÉPILEPSIE

L'épilepsie est une maladie convulsive qui se manifeste par des paroxysmes irréguliers atteignant le plus souvent les muscles volontaires, s'accompagnant de pertes de connaissance et débutant généralement sans prodromes.

Le malade tombe sans connaissance poussant un cri perçant et saisi aussitôt de convulsions de la tête, du visage, du tronc et des extrémités; bientôt après le calme arrive et un sommeil profond succède aux crises. Le visage est bleuâtre ou pâle, les yeux fixes ou roulant dans leurs orbites, les mâchoires sont resserrées, les lèvres couvertes d'écume, la langue saisie entre les dents est profondément mordue, les mains sont fermées, le pouce replié sous les doigts; la respiration est gênée, accélérée, râlante; le malade laisse perdre ses matières sous lui; parfois même, on voit survenir des hémorrhagies par la bouche, le nez, les bronches.

Assez souvent il y a des prodromes : tantôt la sensation d'un courant d'air qui monte des extrémités vers la tête, ou celle de fourmillements avec chaleur, mal de tête, secousses électriques, bâillements, vertiges, perte de connaissance, etc.

Contre l'épilepsie *héréditaire*, nous sommes à peu près désarmés et tout ce que nous pouvons faire, c'est de calmer les symptômes et de diminuer la fréquence et l'intensité des accès.

Contre l'épilepsie acquise, celle qui se montre compliquée à l'hystérie ou symptomatique de la chlorose; qui survient à la suite d'une frayeur ou d'une émotion, nous pouvons opposer une médication beaucoup plus efficace et plus certaine dans ses effets.

Ignatia est un remède fondamental chez les jeunes filles dont la maladie remonte à une époque assez peu éloignée ou chez lesquelles c'est *une frayeur* qui l'a produite. Ce remède convient surtout chez les personnes sensibles, inquiètes, *s'effrayant facilement* ou *passant rapidement de la joie à la tristesse.*

Opium convient dans les mêmes cas, surtout si le *coma ou sommeil qui suit l'accès est profond*, quand le visage est gonflé, injecté, le pouls ralenti, la respiration lente et stertoreuse, qu'il y a des convulsions à la face.

Belladonna convient *aux sujets sanguins* disposés aux congestions de la tête, qui s'éveillent en sursaut de leur sommeil en criant et s'agitant, dont *les accès se renouvellent par l'attouchement et s'accompagnent de contractions dans l'arrière-gorge,* dont les yeux sont fixes et les pupilles dilatées, dont le pouls est plein, dur et rapide.

Cuprum est à recommander quand les convulsions prennent leur point *de départ dans les doigts* et les orteils et quand les accès reviennent périodiquement à certains moments (tous les mois).

Lachesis est indiqué dans les accès précédés de vertiges, de sensations spéciales, de refroidissement des pieds, palpitations, renvois et suivis de salivation, besoin d'uriner, d'émission involontaire des urines et d'un sommeil profond.

Dans l'épilepsie chronique *Sulphur* est indiqué quand l'accès est précédé de la sensation de fourmillement parcourant les muscles de bas en haut. *Calcarea c.* est efficace contre les accès qui se montrent la nuit (comme pour l'*Opium*).

INSOMNIE

L'*insomnie* est presque toujours la conséquence soit de maladies corporelles, soit d'affections morales qu'il est indispensable de calmer d'abord. Il est des cas pourtant où l'insomnie devient un symptôme prédominant qu'il faut combattre à tout prix. C'est pour cela que nous donnerons quelques indications précises.

Aconit et *Opium* sont les deux médicaments à donner quand l'insomnie est la suite de vives émotions.

S'il y a surexcitation nerveuse simple, donnez *Murias magnesiæ;* — *Ignatia* quand c'est le chagrin qui en est le point de départ; — *Nux vomica* quand ce sont des travaux de tête fatigants.

Contre l'insomnie des vieillards, *Opium* et *Conium* sont les meilleurs remèdes.

Pulsatilla convient quand l'insomnie est consécutive à l'abus des aliments trop gras ou pris trop tard.

Arsenic dans les cas où il y a de l'angoisse, des palpitations, une chaleur intérieure comme si de l'eau bouillante coulait dans les veines.

Belladonna quand il y a grande somnolence sans qu'on puisse trouver le repos, agitation pendant le sommeil, réveil en sursaut, visions effrayantes, chaleur sèche.

Sulphur quand il y a grande somnolence le jour, surtout l'après-dîner et le soir, insomnie la nuit au lit, fourmillements dans les membres, impossibilité de dormir autrement qu'à moitié assis ou sur le dos.

SYNCOPE

La *syncope* ou perte de connaissance, liée à un arrêt momentané de la circulation et de la respiration, peut être occasionnée par beaucoup de circonstances différentes parmi lesquelles nous noterons les plus remarquables, telles que : les *violentes impressions sur le système nerveux* (joie, peur, angoisse, vue ou simple représentation d'objets repoussants, odeurs agréables ou fétides, violentes douleurs, grande chaleur ou froid extrême, travaux de tête ou de corps très-prolongés, veilles répétées, inanition, certains poisons, l'abus de l'iode, toutes les pertes abondantes d'humeurs). Dans ces cas, les symptômes les plus saillants sont : la pâleur de la figure, la décoloration des lèvres, la réfrigération des téguments; — la *congestion* ou *afflux sanguin rapide* vers la poitrine ou la tête, surtout chez les personnes sanguines, surtout après l'usage d'aliments trop savoureux, des secousses physiques ou morales, un bain pris trop chaud ;— dans ces derniers cas, la figure est turgescente, gonflée, fortement animée, parfois même violacée ; — les *maladies organiques* du cœur, des poumons, les inflammations de la plèvre ou du péricarde ; les *troubles de la digestion* par surcharge de l'estomac (indigestion, crampes d'estomac, coliques, symptômes vermineux, surtout par présence des vers solitaires); viennent enfin les hémorrhagies internes abondantes, la chlorose, les hydropisies, le scorbut, la fièvre typhoïde, l'hystérie, l'épilepsie.

Les syncopes par *impressions vives sur le système nerveux* réclament les moyens généraux suivants : les malades seront aussitôt déshabillés, étendus sur un lit, un sopha, etc., *mais jamais assis*; quelques frictions circulaires sur la poitrine, l'aspersion du visage avec de l'eau froide, la respiration de substances fortes ou aromatiques, contribueront à ranimer les patients.

Pourtant quelquefois les suites réclament une médication appropriée.

On donnera :

Opium si c'est la peur qui a occasionné l'accident.

China quand c'est la faiblesse ou une hémorrhagie qui l'a produit.

Pulsatilla convient surtout chez les jeunes filles atteintes de pâles couleurs.

Aconit agit très-bien chez les personnes sanguines et robustes quand c'est une vive souffrance qui a amené la syncope.

Ipecacuanha quand c'est la vue du sang ou d'une plaie.

La perte de connaissance est-elle occasionnée par une *congestion* de la poitrine ou de la tête, on donnera aussitôt de l'air au malade, on desserrera ses vêtements et on l'étendra à moitié assis sur un lit, un matelas, etc., la tête soutenue par des coussins.

Si le malade est très-coloré de visage, sanguin, robuste,

donnez *Aconit* à doses rapprochées, dans de l'eau aussi froide que possible.

Si le malade est très-âgé, faible, délicat, donnez plutôt *Alumina.*

Dans les syncopes occasionnées par les *maladies organiques* du cœur ou des poumons, *Belladonna* sera le remède à administrer.

Si c'est une *indigestion* par surcharge de l'estomac que l'on peut invoquer comme cause, c'est *Ipecacuanha* qu'il faut choisir.

Si ce sont des crampes d'estomac, donnez *Veratrum.*

Pour les autres causes, consultez les maladies spéciales notées comme point de départ.

DES LÉSIONS DE LA PEAU

Érysipèle.

L'*érysipèle* est une maladie affectant les téguments, de nature aiguë, non contagieuse. Les caractères principaux sont : une rougeur tirant sur le rose, disparaissant sous la pression du doigt pour revenir aussitôt après, s'accompagnant de gonflement, de tension des tissus affectés et de douleurs brûlantes. La fièvre qui accompagne l'érysipèle a, le plus souvent, un caractère gastrique ou bilieux. Cette maladie se complique aussi fréquemment de congestions à la tête, de violentes douleurs céphaliques, d'insomnie, de délire.

L'érysipèle peut être spontané ou compliquer une lésion des téguments comme une plaie, un abcès, etc. On l'appelle alors *traumatique*, et comme il gagne en général rapidement des régions éloignées de son point de départ, on y ajoute l'épithète d'*ambulant*.

L'érysipèle spontané attaque presque toujours la figure : ou bien les portions malades sont sans élevures et d'un rouge uniforme : c'est l'*érysipèle lisse*; ou bien elles se couvrent de vésicules ou de cloches pleines de sérosité : c'est l'*érysipèle bulleux*; le plus souvent ces deux états se combinent l'un avec l'autre.

Dans le premier cas (érysipèle lisse), c'est *Belladonna* qui est le remède principal ; dans le second (érysipèle bulleux), c'est *Rhus toxicod.* qu'il faut donner. S'il y a des complications, il faut appeler aussitôt un médecin.

Zôna.

Le *zôna* est une éruption spéciale que l'on a rattachée à l'herpès, c'est-à-dire aux éruptions vésiculeuses et qui a cela de particulier que les groupes de vésicules qui le constituent affectent entre eux une forme arrondie et se disposent en ceinture ou en demi-ceinture à la base de la poitrine.

La marche de cette maladie est lente ; les démangeaisons

sont insupportables et, chose curieuse, les douleurs peuvent persister des années après toute disparition de l'éruption.

Rhus toxic., *Mercur*, *Ranunculus bulb.* sont les moyens médicamenteux à lui opposer. Des applications émollientes seront faites sur les surfaces malades.

Furoncles.

Le *furoncle* est une inflammation phlegmoneuse d'une portion limitée du tissu cellulaire qui double la peau ; les symptômes en sont trop connus pour les décrire ici.

Hepar sulph. c. et *Mercur* sont les meilleurs médicaments à donner ; le second surtout quand les furoncles occupent la figure.

Contre la succession des furoncles et leur durée indéfinie on doit prendre *Arnica*.

Anthrax.

L'*anthrax* est une réunion de plusieurs furoncles sur un même point ; c'est une inflammation phlegmoneuse et gangréneuse d'une portion étendue du tissu cellulaire ; et comme l'anthrax se montre surtout chez les vieillards ou les hommes débilités, et qu'il s'accompagne en outre d'accidents généraux graves, son pronostic est fâcheux, et le traitement doit être laissé à un médecin. Le remède le plus efficace est *Arsenic. alb.*

Panaris.

Le *panaris* est l'inflammation phlegmoneuse des doigts, et, comme on distingue plusieurs couches anatomiques dans ces organes, on a donné plusieurs noms à l'inflammation de ces couches. Ainsi on distingue : le panaris sous-épider-mique ou tourniole, le panaris sous-dermique, le panaris de la gaîne des tendons et le panaris profond ou périostique.

Il est rare que l'on puisse faire avorter un panaris ; tou-tefois, dès le début, on pourra le tenter en badigeonnant l'extrémité du doigt enflammé, préalablement mouillé, avec un crayon de nitrate d'argent. Le meilleur médicament pour hâter la suppuration est *Silicea;* on évite presque toujours l'incision en prenant ce remède.

Suppurations.

Nous ne pouvons parler ici de toutes les maladies qui se terminent par la formation du pus. Il est certain que chacune d'entre elles réclame, au moins dans une certaine période de son cours, un traitement approprié à sa nature.

Mais, si nous parlons ici spécialement du symptôme *sup-puration,* c'est plutôt pour indiquer plus particulièrement les remarquables propriétés de la *Silice* dans ce cas. Ce médicament, en effet, d'après une expérience commune à beaucoup de médecins, suffit à la maturation et à l'ouverture de beaucoup d'abcès ou collections purulentes, quels que soient leur nature et leur siége. La *Silice* s'est montrée particulièrement efficace dans les abcès du sein, dans les phlegmons diffus des membres ou du tronc, dans les panaris, les abcès des paupières ou orgelets et des racines des dents, dans les suppurations venant des os.

La dilution qui réussit le mieux est la 30⁰, les basses dilutions et triturations n'agissant pas ou aggravant le mal. Nous conseillons également des pansements avec de la charpie imprégnée d'une solution (étendue d'eau) de *Silicea* 6ᵉ (eau cent grammes, *Silicea* 6ᵉ dix gouttes), ou des injections avec ce remède dans les trajets fistuleux.

Ulcères.

On entend par *ulcères* une solution de continuité de la peau avec ou sans perte de substance ne s'étendant jamais au-delà du tissu cellulaire sous-cutané et étant constamment la conséquence d'une plaie mal soignée.

Nous écartons évidemment de cette définition toutes les lésions cutanées dépendant d'une cause interne ou d'une maladie de la peau.

Le siége le plus fréquent des ulcères est aux jambes ; la cause la plus commune qui les occasionne, ce sont des *varices*. Les ulcères variqueux ne peuvent guérir complètement qu'autant qu'on guérit les varices ou que tout au

moins on remédie à leur fâcheuse influence à l'aide de ban-
dages spéciaux qui les compriment. Le traitement le plus
complet, celui que nous recommandons spécialement à cet
effet est celui du docteur Lambossy, de Nyon, près Genève.
Il repose sur l'application d'un sel de fer sur les ulcères et
d'un bandage admirablement conçu et exécuté.

Carbo vegetab. et *Lachesis* conviennent spécialement
dans les ulcères étendus et entourés d'éruptions pustuleuses.

Mercur est indiqué dans les ulcères *suppurant beaucoup*,
profonds, dont l'aspect est *grisâtre, lardacé.*

Arsenic serait plutôt utile dans les cas où les *douleurs
sont violentes, insupportables* et se montrent surtout *la nuit;*
quand les ulcères ont des bords durs et calleux.

Sulphur convient enfin chez *les sujets hypocondriaques,*
âgés ou cachectiques, dont les ulcères sont superficiels et
accompagnés de vives démangeaisons.

Pour les ulcères *scrofuleux*, voyez page 180.

Les ulcères venant de *carie osseuse* demandent surtout
SILICEA, Mercur, Calc. c., Iod. et *Assa fœtida;* les ulcères
fistuleux : CALC., Phosph., Silicea. Les ulcères *cancéreux :
ARSENIC, Conium, Lachesis, Mercur;* les ulcères *gangré-
neux : ARSENIC, CARB. VEGET., CHINA, Lachesis,
Secale, Silicea;* les ulcères *fongueux : CARB. ANIM.,
Nitri acid., Sulphur;* les ulcères *saignant facilement :
ARSENIC, CARB. VEGET., KREOSOT., Nitri acid.,
Sulph. ac.*

Engelures.

Cette petite affection siégeant soit aux mains, aux orteils sur leur face dorsale, soit au bout du nez est caractérisée par une rougeur érysipélateuse avec gonflement, chatouillement incommode. Dans les cas plus sérieux, l'épiderme se gerce, il y a une sécrétion séreuse assez abondante et parfois des ulcères qui peuvent même atteindre les os. Une conséquence fréquente des engelures répétées, c'est l'épaississement et l'induration de la peau. Cette affection se reproduit périodiquement tous les ans à l'entrée de l'hiver. Le meilleur médicament est *Cantharis*. On peut l'employer simultanément à l'extérieur sous la forme suivante :

Cire vierge,   16 grammes.

Huile d'olives, 16   —

Faire fondre doucement, puis ajouter :

Teinture-mère de Cantharides, 16 gouttes.

Les engelures qui s'ulcèrent sont scrofuleuses. On donnera dans ce cas *Silicea*.

Brûlures.

Les brûlures peuvent varier d'intensité suivant la nature du corps incandescent et la durée de son contact avec les téguments. On distingue donc plusieurs degrés suivant la profondeur à laquelle les tissus ont été atteints.

Dans le premier degré, la peau est fortement rougie et gonflée ; dans le second, indépendamment du caractère précédent, on voit survenir des ampoules ou gonfles pleines de sérosité limpide analogues à celles que produisent les vésicatoires ; dans le troisième et le quatrième degré, la peau et les portions qui lui sont sous-jacentes sont mortifiées et tombent plus tard en gangrène formant ce que l'on appelle des eschares qui, en se détachant, laissent à nu une plaie plus ou moins vaste. Les deux premiers degrés seuls nous occuperont, les autres amenant des accidents graves qui réclament l'intervention du médecin.

Le principal remède homœopathique contre les brûlures, quelque soit leur degré, c'est *Arsenic* que l'on doit continuer jusqu'à la cessation des accidents ; mais le *pansement* varie suivant les deux degrés que nous avons à examiner.

Dans les *brûlures au premier degré*, on fera sur les portions malades des lotions avec de l'alcool aussi chaud que possible ; si les douleurs sont cuisantes, intolérables, on donnera à l'intérieur *Arsenic* ; on pourra même appliquer localement, préférablement à l'alcool, des compresses imbibées d'eau tenant le même remède en solution. Un moyen excellent qui empêche souvent la formation des bulles et la suppuration consécutive consiste à étendre sur la peau une légère couche de *collodion arniqué*.

Dans les *brûlures au deuxième degré*, on emploiera comme pansement de l'alcool chaud, auquel on incorporera la teinture-mère d'*Orties (Urtica urens*, qui a même été récemment vantée par l'école allopathique, dans la proportion suivante :

Alcool. . . 30 grammes
Urtica urens. 10 gouttes.

Une légère couche de coton cardé sera appliquée sur les

portions malades. Si la suppuration s'établit, on changera le coton en évitant d'arracher les fragments qui recouvrent la peau mise à nu.

S'il y a beaucoup de fièvre consécutivement, on donnerait *Aconit*.

Si les douleurs brûlantes étaient très-vives, on continuerait *Arsenic*.

S'il y avait des vomissements, on prendrait *Ipecacuanha*; beaucoup d'agitation et d'angoisse : *Ignatia*.

Contre la suppuration prolongée et interminable consécutive aux brûlures, administrez *Sulphur*.

Un genre de brûlure qui, au premier abord, paraît insignifiante, mais qui par la suite peut devenir grave est celle que produit le *phosphore*. Tout le monde peut être sujet à cet accident, car chacun est exposé à recevoir sur les mains quelques éclats incandescents de la pâte phosphorée qui recouvre l'extrémité des *allumettes*. L'indication fondamentale à remplir consiste à enlever tout le phosphore qui a été déposé sur la peau, car il peut, au bout de deux ou trois jours, amener une inflammation des plus vives et des plus tenaces. Voici le traitement conseillé par le docteur Lembert. Deux corps dissolvent le phosphore : l'éther et le sulfure de carbone; le premier se trouve partout. On fera donc des lotions répétées avec de l'éther sulfurique sur la partie atteinte, jusqu'à ce que toute trace de phosphore ait disparu, ce dont on s'assure en regardant obliquement les portions malades dans une chambre obscure, le phosphore ayant la propriété de répandre des fumées blanchâtres. Quant celles-ci auront disparu, on sera sûr que tout le phosphore aura été enlevé. Les soins consécutifs seront les mêmes que pour les autres brûlures.

Les brûlures produites par l'explosion de la *poudre* seront

traitées comme les brûlures du premier et du deuxième
degré; il faut toutefois avoir la précaution d'enlever soigneusement avec la pointe d'une aiguille tous les grains de
poudre enchâssés dans la peau.

Contusions et plaies.

Contre toutes les lésions occasionnées par une cause mécanique quelconque, c'est l'*Arnica* qui est le meilleur médicament à employer. On s'en sert en applications extérieures ou mieux en frictions avec de l'huile d'amandes
douces ou de la glycérine (six gouttes de teinture-mère
pour deux cuillerées à bouche d'huile).

Ainsi l'*Arnica* est indiqué dans toutes les désorganisations
et plaies des téguments produites par l'écrasement, la com-
motion, les coups, les contusions, les morsures, les chutes,
les déchirures, les entorses, les luxations, les fractures et
autres lésions s'accompagnant de douleurs, de gonflement,
d'épanchement sanguin, de paralysie, surtout quand les lésions se sont produites sur des organes au repos le plus
complet. L'*Arnica* est excellent dans le traitement consécutif des plaies produites par une opération chirurgicale ou
lorsque des parties sensibles ont été violemment distendues,
comme par un accouchement. Mais l'*Arnica* n'est pas le seul
médicament que nous possédions contre le traumatisme en
général. On peut mettre en parallèle avec lui les remèdes
suivants, dont chacun a son indication précise : *Rhus
toxicod.*, *Conium*, *Symphytum officinale*, *Calendula officinalis*, *Ruta*, *Ledum* et *Ferrum muriaticum*.

Rhus toxicod. convient plutôt aux *suites* des mouvements actifs ou passifs ayant amené des *distensions* dans les *ligaments*, comme par exemple dans les grandes jointures.

Conium répond aux suites de la *compression* ou de la *contusion*, qui se font reconnaître par l'épaississement du tissu cellulaire et l'induration des organes glandulaires, s'accompagnant d'une sensation d'engourdissement.

Symphytum officinale répond plutôt aux *contusions* ayant porté sur les *os*.

Calendula officinalis agit mieux dans les suffusions sanguines, les infiltrations séreuses du tissu cellulaire avec plaies profondes et suppurations abondantes.

Ruta a une action élective sur les articulations si multiples de la main et du pied; elle convient particulièrement aux suites des *entorses* de ces jointures.

Ferrum muriaticum agit sur l'épaule.

Ledum palustre sur l'articulation de la hanche.

FIÈVRES INTERMITTENTES

La *fièvre intermittente* est un état morbide caractérisé par l'apparition d'accès fébriles (frissons, chaleur sèche puis humide), revenant à des intervalles réguliers quoique variables suivant la forme de la maladie; pendant les intervalles de ces accès, la santé ne paraît troublée en rien, ou bien la fièvre ayant déjà exercé une fâcheuse impression sur l'économie, on observe des symptômes graves indiquant combien profondes sont les racines du mal. Il est certain que l'on ne peut pas ranger les fièvres intermittentes dans la même classe, et que des distinctions importantes sont à établir d'emblée sur les diverses formes et leurs causes. C'est aussi la raison pour laquelle l'administration du *China*, dans tous les cas qui se présentent, est une pratique détestable, ce qui ne veut pas dire que le *China* ne soit un médicament *héroïque* dans les circonstances où il est bien indiqué. C'est d'ailleurs l'expérimentation de ce remède sur l'homme sain et ses remarquables propriétés comme substance donnant des accès de fièvre, qui est devenue la base des recherches ultérieures de Hahnemann, et qui a servi ainsi de fondement à la doctrine homœopathique.

Divisions des fièvres intermittentes.

Première classe. Une *première* catégorie de fièvres intermittentes se montre chez les sujets délicats, impressionnables, les femmes surtout. Les accès résultent de troubles passagers et primitifs dans l'innervation ; c'est dans ces cas que la vie végétative n'a pas encore subi d'influence notable. Aussi les accès ont-ils le caractère purement nerveux ; ils sont peu violents ; les symptômes morbides ont une mobilité extrême ; la maladie guérit souvent sous l'influence d'émotions morales.

Deuxième classe. Dans une *deuxième* classe, nous trouvons les accès fébriles intermittents symptomatiques de troubles de l'estomac consécutifs à des indigestions, des congestions ultérieures des grands viscères de l'abdomen, le foie, la rate, les reins et qui prennent ainsi leur point de départ dans une perturbation légère de l'innervation du grand sympathique (plexus solaire).

Troisième classe. Dans une *troisième* division, nous rangeons les fièvres intermittentes symptomatiques de congestions simples et primitives de la moelle, qui se caractérisent par une douleur assez vive siégeant au niveau des vertèbres cervicales ou dorsales et déterminée par la pression directe exercée au niveau de la colonne vertébrale.

Le *China* est le médicament curatif de ces fièvres.

Quatrième classe. Dans la dernière ou *quatrième* catégorie, nous trouvons les *fièvres de marais*, celles qui sont occasionnées par le séjour dans des lieux humides. C'est alors que la sphère végétative de l'économie se trouve atteinte profondément et que l'état cachectique, c'est-à-dire de profonde détérioration de la constitution, se déclare. La rate, le foie s'engorgent et des hydropisies surviennent. Telles sont les fièvres de *Bresse*, d'*Afrique*.

Ces distinctions nosologiques sont de la plus haute importance pour l'appropriation des médicaments homœopathiques aux fièvres que nous étudions.

Le *type* des fièvres intermittentes varie suivant la forme qu'elles affectent; il peut être *quotidien*, c'est-à-dire se montrer tous les jours; *tierce* (tous les deux jours); *quarte* (tous les trois jours). Les trois périodes que parcourt l'accès, frisson, chaleur et sueur, peuvent prédominer les unes sur les autres et prendre une marche anormale au point de manquer ou de s'accompagner de phénomènes secondaires spéciaux; l'intervalle (apyrexie ou cessation de la fièvre) être net et ne s'accompagner d'aucun malaise, ou au contraire être troublé par des manifestations maladives spéciales. Nous aurons soin de préciser les indications de ces divers cas.

Le **China** ou le **Sulfate de quinine** est indiqué spécialement dans les cas de fièvres où il y a grande prostration et faiblesse pendant et après les accès, sommeil inquiet et troublé, visage jaune, terreux, tremblement des membres, ventre gonflé, urine rare et trouble avec dépôt épais. Les accès se caractérisent par l'ensemble des symptômes suivants : nausées ou soif, faim canine, mal de tète, angoisse, palpitations avant le frisson, la soif se montre entre le frisson et la chaleur ou après celle-ci et pendant la sueur; frisson alternant avec la chaleur ou chaleur simple qui n'apparaît que longtemps après le frisson. Le China répond particulièrement aux accès *quotidiens* et *tierces* parfaitement *périodiques*, c'est-à-dire revenant exactement à la même heure et avec le même type. La meilleure manière d'administrer le quina est de le donner sous forme de **Sulfate de chinine**, trente centigrammes de la première trituration décimale en deux doses, l'une le matin, l'autre le soir dans l'intervalle des accès. On le continuera jusqu'à ce que toute trace de la maladie ait cessé ou que le type de la fièvre ait changé. Les allopathes administrent ce remède à des doses formidables et ils y sont forcés d'une part parce que les accès ont la ten-

dance de revenir tous les huit jours, et d'autre part parce que la chinine prédispose aux rechutes en perpétuant la fièvre. C'est ainsi qu'on fait le plus grand tort aux malades.

Arsenicum album 3e est le remède curatif des accès de fièvre intermittente s'accompagnant d'une *profonde détérioration de l'économie*; il est donc indiqué dans tous les cas où il y *hydropisie* suite d'appauvrissement du sang, dans ceux où la *peau est terreuse, sale*, où le goût est amer, l'*haleine fétide*, les *excrétions nauséabondes*, où il y a des hémorrhagies, des sugillations, de la *gangrène*. Les accès qui réclament l'**Arsenic** se caractérisent par une longue durée et une violence extrème; la période de chaleur est surtout pénible, la soif ardente, l'excitation vasculaire très-prononcée, la sueur prolongée se montrant longtemps après la chaleur; chaque fois il y a de l'angoisse, des crampes, des douleurs, du délire et des paralysies disparaissant complètement pendant l'apyrexie. L'**Arsenic** (dont l'école allopathique nous a emprunté les indications précises) convient surtout aux *fièvres de marais*, avec *cachexie* telle que la produit le séjour en *Afrique*, et quand les malades ont été saturés de chinine; le type qui répond le mieux à l'Arsenic est le *type quarte* (rebelle à la chinine).

Ipecacuanha est un médicament excellent dans les cas où les accès remontent à de courts intervalles ou sont la suite d'écarts de régime, surtout quand il y a des *symptômes du côté de l'estomac et de la poitrine*. En particulier il réussit quand il y a plénitude et pesanteur à l'estomac après chaque repas, *dégoût, nausées, vomissements, diarrhée,* resserrement et pression à la poitrine, *manque de respiration,* toux crampoïde. Le plus souvent ces symptômes ne se montrent que pendant l'accès de fièvre, surtout peu avant ou peu après le frisson ; il est rare qu'on les rencontre en dehors de l'accès. Le frisson qui est général dure longtemps et est augmenté par l'application de la chaleur extérieure. Il y a peu de soif pendant le frisson, mais beaucoup pendant la période de chaleur.

Nux vomica a la même portée d'action que **Ipeca**. Seulement il répond mieux que lui aux états plus avancés et plus violents de ces fièvres dans le cas où il y a *amaigrissement, faiblesse, coloration jaune-grisâtre de la peau* et des *troubles profonds dans la digestion.* Dans les accès isolés, la période de froid n'est pas très-distincte de celle de chaleur, si bien que les trois stades se mélangent souvent. Il faut noter en outre que les malades, même pendant le stade de chaleur, demandent instamment à être couverts, car au moindre courant d'air ils frissonnent de nouveau. En général il y a de la constipation pendant tout le cours de la maladie. **Ipecacuanha** et **Nux** répondent donc surtout aux fièvres intermittentes en général tierces qui appartiennent à notre deuxième catégorie.

Pulsatilla convient surtout *chez les personnes phlegmatiques, pâles, pauvres de sang, surtout du sexe féminin,* dont les règles sont faibles ou irrégulières.

Dans les accès, le frisson joue le rôle principal ; il est non-seulement très-violent, mais dure plus longtemps que la chaleur et revient souvent pendant le cours de celle-ci. Même dans les intervalles il y a une grande disposition aux frissons et dans tous les cas les pieds et les mains sont froids. Il n'y a pas ou peu de soif pendant la chaleur ; mais par contre amertume de la bouche, vomissements de mucosités, de bile ; de plus il y a des vertiges, des maux de tête, une urine abondante, aqueuse.

Pulsatilla guérira les fièvres intermittentes de notre première classe.

Veratrum est un médicament qui convient à certaines

formes malignes (asphyxiques) de fièvres intermittentes, quand il y a grande faiblesse, *chute des forces, ralentissement du pouls, évacuations aqueuses* par le vomissement et les selles ; *peau froide et pâle, sueurs froides; pâleur cadavérique* ou coloration violacée du visage. Dans l'accès le froid prédomine, la chaleur est peu marquée, soif pendant le frisson, urines foncées, rares. Les symptômes sur lesquels nous avons insisté se montrent surtout pendant le frisson.

Veratrum répondra donc à certaines fièvres intermittentes *pernicieuses.*

Ignatia convient dans les accès fébriles légers qui apparaissent après *la frayeur, l'angoisse, la crainte, chez les personnes sensibles, irritables* Dans les accès le frisson et la chaleur alternent souvent. On les rencontre même simultanément sur les mêmes parties du corps et parfois localement; ainsi il y a chaleur à la tête et froid aux pieds; il n'y a de soif que pendant le frisson. Pendant l'apyrexie il y a peu de malaises.

Ignatia (quatrième dilution en teinture), s'est montré le remède principal des fièvres à type quotidien et tierce que l'on rencontre en *Bresse* ou qu'on a contractées en séjournant dans ce pays. La clinique a démontré l'efficacité de l'alternation quoti-

dienne de **Ignatia** et **Nux vomica** dans le cas précité.

Cina est spécifique dans les fièvres intermittentes où apparaît une *faim canine* aussitôt après l'accès, quand même il y aurait des vomissements auparavant. Les signes caractéristiques sont en outre la pâleur du visage, les yeux cernés, les pupilles dilatées, soif pendant le frisson, langue nette.

Natrum muriaticum convient dans les cas *anciens, rebelles,* quand il y a douleurs dans les os, couleur jaune de la figure ; amertume de la bouche, ulcération des lèvres, grande faiblesse pendant le frisson et encore plus pendant la chaleur; il y a de violents maux de tête, perte de connaissance pendant la chaleur, somnolence et trouble des sens.

Capsicum annuum a une action très-prononcée dans les cas où la sueur suit très-longtemps après le frisson (quatorze ou quinze heures), ou quand la chaleur précède le frisson. En même temps la soif n'est évidente que pendant le frisson ; et pendant la chaleur on ressent une ardeur vive à l'intérieur et à l'extérieur; quand, en outre, il y a de la *diarrhée muqueuse, beaucoup de glaires dans la bouche, l'arrière-gorge et l'estomac;* quand tout bruit devient insupportable.

TROISIÈME PARTIE

DE LA GROSSESSE

Le cours de la grossesse peut être traversé et entravé par des états morbides divers. Les uns reconnaissent comme point de départ les nouvelles fonctions de la matrice et les réactions qu'elles amènent dans l'économie toute entière ; ils sont en quelque sorte physiologiques, c'est-à-dire entrent dans le cortége des symptômes propres de la grossesse ; les autres sont plus franchement morbides et peuvent brusquement l'interrompre ou tout au moins compliquer sa marche au point de mettre la vie en danger pour la mère comme pour son enfant.

Cette division naturelle est d'ailleurs plus simple pour une exposition exacte de ces divers états. Il faut néanmoins noter que la ligne de démarcation qui les sépare est souvent difficile à saisir.

Troubles physiologiques.

Parmi ceux-ci, les plus fréquents et les plus pénibles sont
les *maux de cœur;* les autres, comme la *constipation*, la
diarrhée, les *maux de tête*, les *crampes*, les *envies*, les *vapeurs* exigent moins d'attention.

Maux de cœur.   Les *maux de cœur* indiquent suffisamment par leur nom
quelle est leur signification : c'est un état de dégoût pouvant
aller jusqu'à la répulsion complète pour certains aliments
dont la vue seule suffit à provoquer des nausées et des efforts de vomissements très-fatigants et sans aboutissants
notables. Cet état peut durer pendant les premiers mois ou
se prolonger pendant tout le cours de la grossesse ; il peut
permettre une certaine alimentation ou au contraire se présenter avec une telle intensité que la moindre goutte de
liquide suffit pour provoquer des vomissements ou des efforts
si bien que les pauvres malades finissent par dépérir, et que
la mort en peut résulter. Ce dernier état a reçu le nom de
vomissements incoercibles.

Maux de cœur simples.   Les *maux de cœur simples* sont inévitables pendant les
deux ou trois premiers mois, et tout ce que l'on peut faire,
c'est de les atténuer et de diminuer l'angoisse qui les accompagne. Le meilleur remède à leur opposer est *Ipecacuanha*
(une ou deux gouttes de la première dilution dans un demi-
verre d'eau pris de temps en temps).

Si pourtant il y a en même temps constipation, et si ces
malaises se montrent principalement le matin, chez des personnes irritables, *Nux vomica* doit être préféré.

Si au contraire les vomissements existent seuls, sans que d'autres souffrances les accompagnent, qu'il y ait le soir et la nuit beaucoup d'agitation et une insomnie pénible, *Kreosotum* est préférable.

Les repas doivent être réguliers, malgré le dégoût pour la nourriture, le régime sera léger, composé de substances liquides plutôt que solides; en même temps le repos, surtout dans la position horizontale, l'absence de mouvements violents ou d'efforts seront indispensables.

Vomissements
incoercibles.

Mais les vomissements peuvent acquérir une intensité très-grande, au point que l'estomac rejette presque aussitôt tout ce qui a été ingéré ; de vives douleurs surtout de brûlure s'étendant depuis l'œsophage jusqu'à l'estomac, une soif inextinguible que rien ne peut calmer, un affaiblissement et un amaigrissement continus qu'augmente encore une insomnie persistante mettent bientôt la vie en danger. C'est à cet état que les accoucheurs ont donné le nom de *vomissements incoercibles*, c'est-à-dire qu'on ne peut arrêter. Pour l'usage auquel ce livre est destiné, des détails trop étendus sur ce sujet seraient déplacés. Toutefois, il est bon de savoir que des causes multiples peuvent être ici invoquées, ce qu'un médecin seul est apte à reconnaître. Le traitement de cette complication grave doit donc lui être abandonné. Voici néanmoins quelques médicaments qu'on pourra appliquer au besoin.

Indépendamment de *Nux vomica* et d'*Ipecacuanha* dont les indications ont été précisées plus haut, on peut donner :

Arsenic. album si aux vomissements de matières bilieuses ou brunâtres, se renouvelant après avoir bu ou mangé et au moindre mouvement, il se joint une douleur brûlante à la région épigastrique et le long de l'œsophage avec sensibilité vive au creux de l'estomac, angoisse, sécheresse de la langue, pouls faible et petit, perte rapide des forces, envie d'être couchée, frigidité de la peau, sueurs visqueuses et frissons renouvelés.

Belladonna s'il se joint aux vomissements la sensation d'un poids lourd au bas-ventre qui tend à pousser par en bas, s'aggravant par le mouvement et la marche.

Chamomilla quand il y a grande sensibilité au bas-ventre, tension des hypocondres, douleurs de reins, agitation, inquiétude, vive susceptibilité.

Graphites contre les vomissements opiniâtres de matières acides avec douleurs crampoïdes donnant la sensation de griffement à l'estomac, répugnance pour les aliments, hoquet, constipation habituelle.

Iodium s'il y a vomissements violents, continus surtout après avoir mangé, de matières jaunâtres, salées, s'accompagnant de douleurs vives, brûlantes à l'estomac avec amaigrissement porté au plus haut point.

Plumbum contre les vomissements continuels et violents avec douleurs épigastriques, grands efforts, constipation absolue, teint jaune de la peau et du blanc des yeux ; faiblesse du pouls ; refroidissement, engourdissement et tremblement des membres ; hébétude.

Pulsatilla chez les personnes d'un caractère ordinairement facile, disposées au flux muqueux, qui éprouvent une grande répugnance pour les aliments surtout chauds ou cuits, pour la graisse et la viande, avec absence de soif, appétence des choses acides, nausées insupportables, vomissements de matières muqueuses amères ou aigres, surtout la nuit.

Sepia lorsqu'il y a des vomissements de mucosités laiteuses, chez les femmes disposées à la migraine, aux pertes blanches, aux affections de la matrice.

Veratrum album contre les vomissements continuels, violents, saccadés, provoqués par l'ingestion de la moindre goutte de liquide, avec accès d'évanouissements, prostration extrême des forces, engourdissements des membres, réfrigération de la peau, angoisse excessive.

Constipation. Contre la *constipation* pendant la grossesse, à côté de *Bryonia* et de *Nux vomica* (voyez page 127), *Sepia* convient spécialement.

Diarrhée. Contre la diarrhée sans coliques avec urines laiteuses, donnez *Acid. phosphoric.*

S'il y a coliques et tranchées : *Colocynthis.*

Difficulté d'uriner. S'il y a envie fréquente d'uriner et rétention d'urine, donnez *Conium.*

Si la rétention est très-prolongée : *Cantharis.*

Maux de dents. Une souffrance très-pénible pendant la grossesse est constituée par les *maux de dents.* Le remède le plus efficace à leur opposer est *Belladonna.*

Contre les récidives fréquentes, ou s'il n'y a pas d'amélioration, donnez *Sepia* et *Calcarea carbonica.*

Maux de tête, vapeurs. Contre le *mal de tête*, les vertiges, l'afflux de sang à la tête ou *vapeurs*, il faut administrer *Belladonna* et *Nux vomica.*

Masque des femmes grosses. *Sepia* est le remède qui convient aux taches jaunes ou *éphélides* du visage (masque de la grossesse).

Envies. *Platina* pourra modifier les envies ou perversions du goût des femmes enceintes; toutefois il est indispensable qu'elles luttent avec persistance contre cet état.

Troubles pathologiques.

Hémorrhagies ou pertes de sang.

On ne peut pas appeler *hémorrhagies* l'écoulement d'ailleurs minime qui se montre encore assez souvent dans les premiers temps de la grossesse, à l'époque habituelle des règles. Cet état se montre chez les femmes dont les menstrues sont très-abondantes et ne réclame aucun traitement.

Mais l'hémorrhagie même légère qui apparaît en dehors de cette circonstance, celle surtout qui a lieu vers la fin du troisième mois de la grossesse, qui survient à la suite d'un effort violent, d'une émotion vive, d'une chute, acquiert de suite une gravité extrême, car elle est presque toujours le symptôme d'un avortement imminent. Bientôt, en effet, si des soins immédiats ne sont pas prodigués, l'hémorrhagie augmente ; des maux de reins, des douleurs d'abord sourdes, puis de plus en plus vives, puis franchement intermittentes, sont un indice certain de l'expulsion prochaine du produit de la conception ; l'œuf apparaît enfin soit divisé, soit entier.

Avortement.

Dès que les premières traces d'hémorrhagie apparaissent, il faut garder le repos à tout prix. La malade se couchera sur un lit un peu dur ; elle sera médiocrement couverte et gardera les jambes rapprochées et relevées. On aura soin d'aérer la chambre et de donner des boissons froides ; un lavement de mauve sera administré s'il y a de la constipation. — Le médicament à préférer est *Ruta* (douze globules de la sixième dilution dissous dans un demi-verre d'eau, et pris par cuillerées à doses rapprochées). Si pourtant ce re-

·mède n'agissait pas rapidement, on emploierait concurremment le moyen suivant : on appliquera sous chaque sein un
large cataplasme sinapisé, en même temps qu'un troisième
sera promené successivement sur l'étendue de la colonne
vertébrale. Il est d'ailleurs indispensable d'appeler aussitôt
un médecin.

Deux circonstances se présenteront : ou bien les craintes
d'un avortement se dissiperont et les plus grandes précautions seront nécessaires, surtout à l'approche du moment
habituel des règles, ou bien l'avortement aura lieu et les
soins à donner et à prendre seront exactement les mêmes
que ceux d'une femme en couches.

Mais la fausse couche peut laisser des traces et compro-
mettre la santé ; il est fréquent, en effet, de voir survenir
soit une inflammation de la matrice, soit une bizarre tendance à certaines productions imparfaites qu'on appelle
Métrites | *môles*. Dans le premier cas, les règles sont difficiles, dou-
loureuses ; le sang est entremêlé de filaments ou de longues
glaires tenaces ; il y a des maux de reins, des pertes blanches, de la sensibilité du ventre qui reste ballonné. Le re-
Môles. | mède à opposer à cet état est *Sepia*. Dans le second cas,
une ou plusieurs époques sont accompagnées de l'issue de
masses informes, compactes, denses, qui sont expulsées
avec des caillots. Il faut prendre alors *Phosphor*.

Récidives. | Les fausses couches peuvent se reproduire à diverses
reprises, et même chez quelques femmes la grossesse ne
peut pas dépasser un certain terme sans que l'avortement
n'ait lieu.

Contre cette disposition, on peut donner *Sepia*, s'il y a
constitution sanguine, souffrances du côté du foie, engorgements des organes du bas-ventre ; *Platina* s'il y a sur-im-
pressionnabilité extrême et faiblesse nerveuse.

Il devient en outre indispensable de garder un repos absolu et cette prescription peut même s'étendre à tout le cours de la grossesse; l'usage du corset (qu'on remplacerait par une ceinture) doit être particulièrement défendu.

Les hémorrhagies qui surviennent dans les derniers mois de la grossesse vers le sixième ou le septième mois, reconnaissent certaines causes spéciales (implantation vicieuse du délivre) qui ne seront pas décrites ici. Au début, ces hémorrhagies céderont aux moyens précités ; mais elles augmenteront progressivement d'intensité et le chirurgien devra nécessairement intervenir tôt ou tard.

Implantation vicieuse du placenta.

DE L'ACCOUCHEMENT

Il est rare qu'une femme qui accouche n'ait pas un médecin auprès d'elle qui l'assiste et surveille le travail ; aussi faut-il lui abandonner la direction de tous les soins à administrer. Les indications thérapeutiques que peut d'ailleurs présenter l'accouchement sont bornées et portent sur la cessation ou la trop grande faiblesse des *douleurs. Pulsatilla* est le meilleur remède à administrer pour réveiller et stimuler les contractions utérines surtout chez les femmes faibles ou délicates.

Après l'accouchement, on peut observer soit un frisson,

parfois très-violent, soit une hémorrhagie inquiétante. On donnerait alors *Secale* qui serait même employé en nature (cinquante centigrammes), si la perte de sang était très-forte; l'accoucheur serait dans tous les cas rappelé au plus tôt.

DES SUITES DE COUCHES

Coliques.

Elles commencent immédiatement après l'accouchement. Une fois que la délivrance a été faite et que toute crainte d'hémorrhagie immédiate a disparu (le devoir d'un médecin consciencieux est de ne pas quitter son accouchée pendant la première heure consécutive), la malade s'endort presque toujours d'un sommeil calme et réparateur, si elle est *primipare* (accouche pour la première fois). Mais ce repos est pour la *multipare* fréquemment interrompu par de vives *coliques* souvent plus pénibles que les douleurs propres de l'accouchement; elles sont dues à des contractions irrégulières et spasmodiques de la matrice. Il est nécessaire de les calmer et le meilleur remède à leur opposer est *Chamomilla*.

Fièvre de lait.

La *fièvre de lait*, sympathique de la fluxion laiteuse qui prépare l'allaitement, est souvent le point de départ d'accidents sérieux ; aussi doit-on surveiller son évolution avec sollicitude. Elle se déclare en général le troisième jour des couches et débute le plus souvent par un frisson suivi d'une réaction fébrile proportionnée à son intensité ; en même temps les seins vers leur bord inférieur ou sous les aisselles s'engorgent et deviennent douloureux. On donnera aussitôt *Aconit*, et s'il y a le lendemain congestion forte de la tête, chaleur du visage, fluxion considérable des seins, on le remplacera par *Belladonna*. Ces deux médicaments suffiront en général pour calmer les accidents, à moins qu'il n'y ait une complication ultérieure. Elle se manifeste presque toujours du côté du ventre et réclame tous les soins du médecin. Le traitement des fièvres *puerpuérales* est trop compliqué pour ne pas lui être abandonné complètement (voyez péritonite, page 113).

Allaitement maternel.

La sécrétion laiteuse est établie, car il est rare qu'elle manque ou soit insuffisante, excepté chez celles qui accouchent avant le terme ou qui sont affaiblies par des pertes. Deux circonstances peuvent se présenter : ou la mère nourrit ou essaie de nourrir, ou bien elle ne tente même pas de le faire et confie cette mission à une étrangère. *En principe, l'allaitement maternel doit être pratiqué.*

Tout en laissant de côté la question du devoir de toute mère de nourrir son enfant, quand elle le peut, il est bon de savoir que c'est toujours un bien pour tous deux. L'allaitement est une fonction physiologique qu'on ne peut pas toujours négliger impunément. La fluxion des seins, entretenue par les succions de l'enfant, est un dérivatif sympathique de celle de la matrice qui peut rester engorgée ou devenir le siége d'hémorrhagies graves ou d'inflammations pernicieuses sans cette circonstance. L'expérience démontre que les mères qui nourrissent ont des suites de couches moins pénibles et une convalescence plus rapide que celles qui ne le font pas. Le premier lait de la mère est en outre salutaire à l'enfant, car il est laxatif et contribue à l'évacuation du méconium. Aussi la pratique qui consiste à mettre l'enfant au sein quand même la mère ne veut pas nourrir et lorsqu'il est possible de surmonter ses préjugés, doit-elle être maintenue. Rien n'est d'ailleurs plus facile de tarir la sécrétion laiteuse, comme on le verra plus loin.

Si l'allaitement maternel est pratiqué, l'enfant est présenté au sein le lendemain de sa naissance ; sinon les seins seront couverts d'une légère couche de coton ou de cataplasmes de farine de lin qui favorisent l'écoulement du lait. Si celui-ci persiste après le dixième jour au point de mouiller les linges, il faudrait prendre *Pulsatilla.*

Galactorrhée. Si la sécrétion laiteuse continuait après le quarantième jour et plus longtemps encore, on remplacerait *Pulsatilla* par *Calcarea c.*

Sécrétion laiteuse insuffisante. Mais diverses circonstances peuvent entraver l'allaitement. Le lait peut être peu abondant quoique l'accouchée

se trouve dans de bonnes conditions générales et locales.
Le meilleur remède pour activer la sécrétion, c'est le *ricin*.
En été, on emploiera des feuilles fraîches de ricin dont on
couvrira les seins ; en hiver, on fera des frictions avec l'huile
de ricin sur les mêmes organes. En même temps la nourriture sera composée de féculents (pois, haricots, fèves en
purées) ; la boisson habituelle sera de la bière.

Suppression brusque. S'il y avait *suppression brusque* du lait, à la suite d'une
émotion vive, on prendrait *Bryonia*.

Gerçures L'obstacle peut venir de *gerçures* au mamelon qui déterminent parfois des douleurs telles qu'elles sont intolérables.
Le traitement des gerçures doit être *préventif* et *curatif*.
Les femmes qui veulent nourrir doivent, pendant les quatre
derniers mois de la grossesse, former les bouts de sein, et
pour cela, les tirailler souvent avec les doigts ou porter sous
leur robe un mamelon en caoutchouc creusé à l'intérieur,
dont la pression fasse saillir le bout de sein. En même temps
il est nécessaire de tanner en quelque sorte la peau si fine
qui le recouvre. On fera à cet effet des frictions journalières
de rhum coupé d'eau par tiers.

Le traitement *curatif* consiste à guérir les gerçures une
fois qu'elles sont formées. Le meilleur remède est, dans ce
cas, *Castor equi*. On peut l'employer en même temps à l'extérieur sous la formule suivante :

Glycérine neutre. . . . 30 grammes.
Teinture-mère de Cast. eq. 4 gouttes.

On étend ce mélange ave un pinceau sur les parties ger-
cées. Il faut toutefois avoir soin de laver chaque fois le sein
avant de le présenter à l'enfant.

Inflammation au sein. Une autre complication plus grave, c'est l'inflammation
du sein. Elle est la source de vives souffrances et nécessite
le plus souvent la cessation de l'allaitement. Dans le phleg-

mon, le sein se tuméfie, devient douloureux, puis la peau rougit fortement et donne plus tard issue à un flot de pus.

Dès le début de l'accident, on peut arrêter le mal et prévenir la suppuration en donnant *Phosphor*. On l'emploiera également en applications locales sous la formule suivante:

Glycérine neutre .   .   . 30 grammes.

T^ra phosphori, 3e dilution, 10 gouttes.

Le sein sera toujours soigneusement lavé à chaque allaitement. Toute cause de refroidissement doit être soigneusement évitée. Si l'abcès se forme malgré ce traitement ce qui se verra à l'aggravation des symptômes, il faut appeler un médecin.

Allaitement étranger.

Le *choix d'une bonne nourrice* est des plus importants, pour le succès de l'allaitement étranger. Quelques indications générales ne seront pas déplacées à cet égard.

La nourrice doit être jeune, bien portante, exempte d'infirmités ou de maladies (ce qu'un examen médical peut seul décider). Il est préférable qu'elle soit de la campagne ou qu'elle ait vécu loin des grandes villes où les conditions hygiéniques sont toujours défavorables ; elle doit être d'un tempérament mixte, sanguin-lymphatique, plutôt brune que blonde, et si c'est possible d'un caractère calme, afin d'éviter les fâcheuses conséquences de la colère et de l'emportement. Enfin elle doit avoir des seins assez volumineux, suffisamment *veinés*, fermes et durs et non pas flasques et pendants ; les bouts de sein doivent être saillants et coniques ; la pression légère doit faire sourdre facilement le lait et même le faire jaillir au dehors. Ces conditions générales une fois réunies, il faut examiner quelles sont les qualités que doit offrir son lait.

D'une manière générale on peut dire que l'âge du lait de la nourrice doit se rapprocher le plus possible de l'âge de l'enfant qu'elle doit nourrir. La composition du lait varie en effet avec son ancienneté : plus il vieillit, plus il devient gras, c'est-à-dire d'une digestion difficile sinon impossible pour l'estomac d'un enfant très-jeune. De là la source d'indigestions fréquentes pour lui et de souffrances générales qui le font dépérir.

Mais comment connaître l'âge du lait d'une nourrice ? Il est évident que l'on ne peut se guider d'après ses affirmations, à moins qu'on ne soit sûr d'elle. Un examen physique est donc indispensable. Voici quelques indications à la portée de tous.

Le lait jeune est peu foncé, tirant sur le bleu, très-fluide et formant mal la goutte quand on le fait tomber sur une assiette.

Le lait âgé est plus épais, plus blanc, plus opalin et forme bien la goutte.

Mais ces caractères sont insuffisants. Nous diviserons (pour un examen ultérieur), l'âge du lait en trois périodes : lait jeune, de un à quatre mois ; lait moyen, de quatre à huit mois ; lait âgé, de huit mois à un an ou dix-huit mois.

Prenez un verre plein d'eau pure et faites y tomber quelques gouttes du lait de la nourrice.

S'il est jeune, l'eau des couches supérieures se colorera uniformément et prendra une teinte bleuâtre qui peu à peu se communiquera à la masse.

Si le lait est d'âge moyen et plus dense que le précédent,

le nuage qu'il formera sera plus épais et il descendra jusqu'à la partie moyenne du verre pour se déposer peu après au fond.

Si enfin le lait est âgé et très-gras, il n'y aura plus de nuage, mais des sillons en zig-zag, qui traverseront le verre de haut en bas, trancheront par leur couleur blanche et gagneront d'emblée le fond du verre.

Le premier lait convient aux enfants petits, délicats et nés de parents eux-mêmes maladifs.

Le second convient aux enfants robustes et dans de bonnes conditions.

Le troisième ne pourra être donné qu'à des enfants déjà âgés et qui auront besoin d'une nourriture plus fortifiante ; néanmoins la surveillance de l'allaitement sera encore nécessaire. On doit en outre savoir que malgré toutes ces conditions favorables, les enfants peuvent dépérir, ce qui tient alors à des propriétés spéciales inhérentes au lait de la nourrice, d'où la nécessité de la changer au plus tôt.

Phlegmasie blanche.

Contre la *phlegmasie blanche douloureuse* caractérisée par un gonflement chaud, pâle, luisant, de l'un des membres inférieurs, le meilleur remède est *Arsenic*.

Constipation.

Contre la constipation prolongée, il faut donner *Nux vomica* ou *Bryonia* (voyez page 127).

Diarrhée.

Contre la diarrhée, *Ac. phosphoric*.

Chute des cheveux.

Contre la chute des cheveux, les meilleurs remèdes sont *Calcarea* et *China ;* ce dernier remède peut être employé à l'extérieur sous forme de pommade.

MALADIES DES NOUVEAUX-NÉS

Les soins que l'on prodigue aux enfants qui viennent de naître, sont encore à l'heure qu'il est, entachés de préjugés qu'il est nécessaire de détruire dans leur intérêt, et comme les indispositions auxquelles ils sont sujets prennent rapidement et facilement les proportions de maladies sérieuses, il devient indispensable d'entrer dans des détails précis.

Respiration.

Dès que l'enfant est venu au monde, il faut s'enquérir de la manière dont il respire. Toutes les fois que le travail est un peu pénible et que la tête est comprimée fortement, il y a de la gêne à l'établissement régulier des inspirations. Comme l'accouchée réclame souvent toute la sollicitude du médecin, ce soin est laissé alors aux assistants. Quelques conseils ne seront donc pas déplacés.

L'asphyxie entraine avec elle les symptômes de la *mort apparente;* elle peut être légère (asphyxie bleue), ou très-avancée (asphyxie blanche). Celle-ci est presque toujours mortelle.

Dans le premier cas, on retirera l'enfant du lit de la mère,

on laissera saigner quelque peu le cordon fœtal, s'il est vigoureux ; on débarrassera sa bouche des glaires qu'elle
peut contenir et ordinairement quelques frictions circulaires
sur la poitrine suffiront à le faire respirer et crier. Si la respiration reste pénible ou ne s'établit pas, on stimulera davantage les nerfs de la peau, en remplaçant les frictions par des
fustigations ; un bain sera administré, des douches d'eau
froide ou alcoolisée seront dirigées sur la poitrine et si tous
ces moyens échouent, la *respiration artificielle* sera employée. A cet effet, on étendra un linge fin sur la bouche du
nouveau-né ; on serrera les narines pour intercepter la sortie
de l'air et l'on insufflera vigoureusement de l'air dans les
poumons en imitant les inspirations naturelles, et en com-
primant alternativement la poitrine de l'autre main.

Tous ces moyens seront aussi employés pour l'*asphyxie
blanche,* mais avec peu d'espoir de succès.

Il faut d'ailleurs de la persévérance dans l'emploi de tous
ces procédés, et il n'est pas rare après deux ou trois heures
d'efforts de faire vivre des enfants dont on désespérait au
moment de leur naissance.

Si le lendemain, l'enfant respire encore imparfaitement,
donnez alors *Tartarus emeticus.*

Soins de propreté.

L'enfant respire. On le nettoie, car il a souvent la peau
enduite de matière sébacée ; des frictions huileuses pourront
seules l'en débarrasser.

On lie de nouveau le cordon si l'opération a été précipi-

tamment faite et on le place sur le côté droit du ventre où on
le maintient à l'aide d'un linge huilé et d'une bande. Il faut
surveiller le cordon les premiers jours, car il peut facilement
devenir le siége d'hémorrhagies préjudiciables à l'enfant.

Hernies ombilicales.

Une fois qu'il est tombé, on s'assure de la cicatrisation de la
plaie, et pour peu que l'ouverture ombilicale persiste (ce
dont on s'assure avec l'extrémité du doigt), il est nécessaire
d'y maintenir un petit bandage, car des hernies intestinales
pourraient s'y établir. On prend un sou qu'on enveloppe de
ouate et qu'on place directement sur la cicatrice; le tout est
maintenu par une mince bande de diachylon; ce petit bandage doit rester longtemps.

Érysipèle de la région ombilicale.

Si la plaie s'enflammait et que de la rougeur s'étendant à
la peau indiquât un érysipèle imminent, on lotionnerait la
plaie plusieurs fois par jour avec une solution affaiblie de
teinture d'*Arnica* (deux gouttes pour une demi-tasse d'eau),
et on panserait la plaie avec un linge imbibé d'huile d'amandes douces. Si l'érysipèle prenait des proportions plus étendues, on ferait venir un médecin.

Thrombus de la tête.

Le sang qui s'est épanché sous le cuir chevelu forme une saillie qu'on appelle *thrombus* et se résorbe rapidement. Pour hâter la résolution, quelques frictions avec de l'huile arniquée seront utiles. Mais le thrombus peut persister et former une tumeur liquide qu'on appelle *céphalhæmatôme*.

Dans ce cas, on donnera *Silicea*, et si ce remède n'a pas agi au bout de trois jours, il faudra faire à cette tumeur une petite ponction avec une aiguille et faire sortir le liquide. *Silicea* sera encore continué quelque temps; mais, si l'enfant s'affaiblit, perd l'appétit, a de la diarrhée, il faudra le remplacer par *China*.

Engorgement des seins.

Les gardes ont la funeste habitude de comprimer les seins chez les petites filles, ce qui amène chez elles des inflammations vives. *Arnica* sera le meilleur remède à donner ; on l'emploiera à l'extérieur en lotions (quatre gouttes pour une demi-tasse d'eau pure) ; si la rougeur gagne la poitrine, on donnera *Belladonna ;* si le gonflement s'accompagne d'induration, on administrera *Hepar sulphuris*.

Érythèmes.

La peau des enfants à la mamelle est d'une délicatesse extrême ; aussi les soins de propreté sont de la plus grande rigueur. Chez les enfants gras et vigoureux, les plis des grandes articulations et ceux des régions génitales s'excorient légèrement ; il en peut résulter des inconvénients sérieux. On redoublera de précautions et on saupoudrera légèrement les surfaces malades avec un peu de fécule de pommes de terre, en ayant soin d'enlever chaque jour les résidus de la veille. Chez les enfants maigres cet inconvénient n'existe pas. Toutefois, s'il se présentait, on donnerait *Chamomilla* ; si ce remède ne faisait rien, on lui substituerait *Lykopodium* ; s'il survient de la suppuration et des ulcérations, donnez alors *Mercur*, et dans les cas rebelles, alternez-le avec *Hepar sulphuris*.

Souffrances vésicales.

Les nourrissons sont souvent affectés de souffrances du côté de la vessie : ils ont ce que l'on appelle *la crampe de vessie*. Ils poussent alors de violents cris quand ils urinent, rapprochent les jambes du ventre et sont dans une agitation extrême. Il faut examiner les parties génitales et rechercher s'il n'y a pas de lésions extérieures et surtout d'excoriations ; dans ce cas les enfants se retiennent à cause des vives souffrances qu'amène le contact de l'urine ; le traitement de ces excoriations est le même que celui décrit plus haut. — S'il y a simple paresse de la vessie, qui se laisse trop distendre, mettez des cataplasmes sur le ventre et donnez quelques doses de *Pulsatilla*. Si l'agitation était trop vive et qu'il y eût de la fièvre et des symptômes inflammatoires, il faudrait donner auparavant quelques doses d'*Aconit*. Si le mal résultait de l'application d'une mouche ou d'un vésicatoire (chose bien imprudente chez un enfant de cet âge), donnez aussitôt *Camphora*. Il est nécessaire, en outre, que la mère soigne son régime et évite les aliments épicés, trop salés ou trop gras.

Constipation.

Le remède le plus simple est un lavement d'eau tiède additionnée d'une cuillerée d'huile d'olives ; mais si la constipation persiste, on donnera *Nux vomica ;* si en même temps il y avait souffrance du côté de la vessie, *Lykopodium* serait le meilleur médicament.

Coliques.

Contre les *coliques* et la formation trop abondante de vents, il faut administrer *Chamomilla* ou *Coffea* si l'on avait déjà donné des infusions de Chamomille ; *Nux vomica* serait préférable s'il y avait de la constipation. — L'agitation, les cris continuels avec rétraction des jambes et évacuations aqueuses réclament *Jalappa*.

Il faut d'ailleurs toujours tenir compte des circonstances spéciales dans lesquelles se trouvent la mère ou la nourrice. La composition du lait varie en effet comme il a été dit (page 226) avec la santé et le régime de celle qui allaite. Il sera donc nécessaire d'éviter tout ce qui est d'une digestion difficile, ainsi que ce qui peut amener de brusques variations dans la nature du lait de la mère, comme les émotions vives, la colère, la peur, etc. Si toutefois il est devenu impossible de se soustraire momentanément à leur influence, la nourrice ne devra jamais donner de suite le sein à l'enfant, mais retirer le premier lait à l'aide d'une ventouse, puis attendre quelque temps jusqu'à ce que toute émotion ait cessé. Si toutefois le nourrisson avait déjà subi l'influence de l'état moral de sa nourrice, il sera utile d'administrer quelques médicaments.

Contre les suites de l'*emportement* et de la *colère*, on donnera *Chamomilla* ; contre celles de la *peur* ou de la *surexcitation nerveuse* : *Aconit* ; contre celles du *chagrin* et de l'*ennui* : *Ignatia*.

Si les effets fâcheux persistent, il deviendra nécessaire de soigner à l'aide des mêmes remèdes la nourrice elle-même.

Vomissements.

Ils sont fréquents pendant l'allaitement. Ils reconnaissent d'ailleurs diverses causes. On les rencontre chez les enfants qui prennent le sein avec beaucoup d'avidité et se surchargent l'estomac ; c'est alors une sorte de régurgitation à l'aide de laquelle ils se soulagent ; il n'y a rien à faire dans ce cas. — D'autres fois, les vomissements viennent de ce que l'on comprime l'estomac en portant les enfants ; quelques précautions et de la prudence suffiront alors. — Mais quand les causes précitées n'existent pas, quand les vomissements se montrent régulièrement après chaque repas, ils tiennent évidemment à une maladie de l'estomac et indiquent une faiblesse très-grande des fonctions digestives. Ces vomissements ne se montrent alors qu'un certain temps après que l'enfant a pris le sein ; les matières rejetées sont aigres, comme hachées et entremêlées de glaires filantes ; l'enfant est agité, a des renvois fréquents et crie sans cesse.

Cet état se rencontre souvent quand le lait de la nourrice est trop âgé ou trop gras (voyez page 226). Il faut aussitôt la changer, car sans cette précaution tous les médicaments échoueront nécessairement.

Ipecacuanha est indiqué, lorsque, outre les vomissements, il y a encore des selles aqueuses fréquentes ; si ces dernières n'existent pas, *Aethusa cynapium* réussira encore mieux. Dans les cas très-rebelles, où il y a beaucoup d'amaigrissement, *Kreosot.* et *Arsenic* se montreront encore utiles.

Si les vomissements apparaissent à la suite d'accès de toux, il faudra donner *Tartarus emeticus* ou *Ferrum* s'il y a beaucoup de matières muqueuses qui englobent la masse vomie.

Chez les enfants élevés au biberon, cet état est le plus souvent lié à des écarts de régime ou à l'usage d'un lait de vache trop lourd ou trop gras. De simples précautions dans le choix des aliments seront nécessaires (voyez sevrage, page 243).

Hoquet.

Le *hoquet* est fort pénible pour les enfants ; il apparaît presque toujours après qu'ils ont bu et est déterminé par la pression de l'estomac trop distendu contre les régions voisines. Quelques cuillerées d'eau sucrée le calmeront ; sinon on administrera *Ignatia*.

Diarrhées.

Rien n'est plus fréquent chez les nourrissons. Les meilleurs remèdes sont : *Chamomilla, Ipecacuanha, Mercur, Rheum, Sulphur* et *Calcarea acetica*, dont on trouvera les indications page 118 (voyez diarrhées).

Atrophie.

Quand la diarrhée devient chronique, il est fréquent de voir survenir un amaigrissement extrême ; les enfants ne se développent pas, leur peau se ride comme celle d'un vieillard ; la fièvre se déclare et la vie s'en va bientôt. Il faut absolument trouver une nourriture appropriée à l'état des enfants et le plus souvent c'est une bonne nourrice qui seule peut convenir. On donnera en outre des doses répétées de *Calcarea acetica ;* si ce remède n'agit pas, on pourra lui substituer *Arsenic.*

Si des *convulsions* survenaient dans ces circonstances, comme elles sont la conséquence de l'appauvrissement du sang, *China* seul peut en amener la guérison.

Crampes.

Dans les premiers jours de la naissance, il n'est pas rare de voir survenir des *crampes,* surtout à la mâchoire inférieure. Elles résultent presque toujours de l'inflammation du cordon et il devient nécessaire de surveiller sa cicatrisation. On lotionnera l'ombilic avec de l'eau *arniquée* et on donnera à l'enfant *Belladonna.* Si les crampes survenaient à la suite d'une frayeur qu'auraient éprouvée la mère ou la nourrice, on donnerait aussitôt *Opium* à l'enfant. Dans tous les cas, comme sa vie est en danger, la présence d'un médecin est nécessaire.

Jaunisse.

La *jaunisse* est constante chez les nouveaux-nés ; elle a cela de particulier que les urines restent claires et que les selles sont au contraire très-foncées et très-bilieuses. *Aconit* est le médicament qui convient ici; pourtant s'il y a en outre des selles fréquentes, diarrhéiques, on devra donner *Mercur* et dans les cas rebelles *Lachesis*.

Maladies de la peau. Éruptions.

Les éruptions du cuir chevelu présentant l'apparence de croûtes brunâtres, sèches, collant les cheveux entre eux sont le résultat fréquent de la malpropreté et de la négligence. On doit brosser doucement la tête des enfants et détacher peu à peu les croûtes en les imbibant d'huile d'amandes douces.

Croûtes de lait.

La *croûte de lait* qui se montre à la figure et à la tête doit être traitée avec soin, car elle constitue une véritable maladie. Elle se reconnaît à la formation de petites élevures surmontées de vésicules d'abord transparentes, puis jaunâtres qui, en se desséchant, forment des croûtes souvent épaisses. Quelques doses de *Sulphur* et de grands soins de propreté feront rapidement disparaître cette éruption.

La transpiration abondante ou une trop grande chaleur produisent des éruptions générales rougeâtres, pointillées qu'on nomme *érythèmes papuleux* et *miliaires*. *Aconit* est le remède à leur opposer.

On ne saurait d'ailleurs trop insister sur l'utilité d'habituer de bonne heure les enfants à l'usage de grands bains journaliers. C'est le meilleur moyen de les nettoyer convenablement et de prévenir toutes ces indispositions souvent si tenaces sans cette utile précaution.

Pour les *maladies des yeux*, voyez page 56.

Pour les *aphthes*, voyez page 69.

Insomnie et cris.

C'est un état très-pénible pour les parents que l'absence de sommeil et les cris perpétuels des enfants. Cette insomnie devient aussi préjudiciable à ceux-ci, car le sommeil leur est au moins aussi nécessaire que la nourriture. Les causes qui l'amènent doivent donc être soigneusement recherchées. Les enfants qui y sont sujets sont ceux auxquels on donne trop de chamomille, qui prennent un mauvais lait ou trop de soupes, dont les nourrices font usage de café, de thé ou de trop de vin.

D'autres circonstances fortuites y contribuent encore comme l'emmaillotement trop serré, l'habitude de relever la tête et de se servir de lits de plumes ; la respiration d'un air impur, la malpropreté, etc. Toutes ces causes seront donc soigneusement évitées, si on les rencontre.

Si l'insomnie était en outre liée à des indigestions, diarrhées, vomissements, *Chamomilla* en fera promptement justice.

S'il n'y a qu'une simple surexcitation, donnez *Coffea*.

Si, outre l'insomnie, il y a rougeur et chaleur du visage,

ou si l'enfant s'éveille brusquement *la nuit* et dort peu, donnez *Belladonna* et *Aconit* si l'agitation persiste pendant le jour.

Si pendant la nuit il y a de la soif avec sécheresse des lèvres et de la bouche, donnez *Bryonia*.

Si, au contraire, il n'y a aucun malaise et que les enfants restent tranquilles et ne demandent qu'à jouer, donnez *Hyoscyamus*.

Il est une détestable habitude qui consiste à bercer et à secouer sans cesse les enfants. Qu'on sache bien que le sommeil qu'on obtient de cette façon est le résultat de l'ébranlement mécanique du cerveau, et n'est qu'une sorte de somnolence et d'engourdissement. Il est toujours possible de trouver une cause plausible aux cris des enfants au-dessous d'un an, car ce n'est jamais par méchanceté qu'ils s'agitent ainsi. Qu'on laisse donc de côté tous les stupéfiants et surtout le laudanum si funeste dans ses effets.

Dentition.

La *dentition* amène toujours quelques accidents en général bénins; pourtant ils peuvent facilement devenir sérieux; aussi est-ce toujours une phase pénible à traverser pour les enfants. C'est du sixième au septième mois que les gencives commencent à se tuméfier à la partie moyenne et à blanchir; les enfants ont alors les lèvres sèches, la bouche chaude et cherchent à mordre un corps dur. Si l'agitation est extrême, que l'insomnie soit permanente, on donnera quelques doses de *Coffea*.

Aconit sera préféré si la mère ou la nourrice prennent beaucoup de café.

Il y a-t-il en outre de la toux, de la chaleur de la tête, des gémissements, de l'oppression, des selles diarrhéiques, bilieuses, donnez *Chamomilla*.

Si la diarrhée devient très-abondante avec des matières muqueuses, verdâtres, hachées, c'est *Mercur* qui convient.

Dentition difficile,

Ces remèdes suffiront le plus souvent dans la majorité des cas simples. Mais quand la dentition devient difficile, d'autres complications peuvent éclater. Ou bien l'évolution des dents sera retardée par suite du peu de développement de l'enfant ou de sa faiblesse; dans ce cas, on donnerait à intervalles éloignés *Calcarea carbonica;* ou bien elle est empêchée par l'épaisseur et la résistance de la muqueuse, qui ne peut être percée. Un léger débridement avec la pointe d'une lancette pourra seul être pratiqué. Il ne faut pas trop tarder à faire cette petite opération, car il pourrait en résulter des accidents nerveux fort sérieux, c'est-à-dire des *convulsions*.

Convulsions.

Le plus souvent elles débutent par la face qui grimace et se tord, les yeux se convulsent en haut, les mâchoires sont serrées et les lèvres couvertes de salive écumeuse; puis les secousses s'étendent rapidement aux membres qui peuvent rester raides. L'accès convulsif passé, les malades tombent dans un profond abattement pendant lequel ils sont insensibles à tout et dont ils sortent pour prendre de nouvelles crises, si des remèdes ne sont donnés de suite.

On donnera aussitôt *Belladonna* et un médecin sera appelé au plus vite.

Du sevrage.

Il n'est pas possible de fixer une époque précise pour le moment du *sevrage* de l'enfant ; car il doit être entièrement dépendant de la dentition ; or, on sait quelles sont les irrégularités qu'elle peut présenter. D'un autre côté, il faut être au courant de la manière dont sortent les dents. Cette sortie est en effet *successive* et séparée de la suivante par des intervalles de cinq ou six semaines ; puis certaines dents, comme les canines, amènent des accidents plus sérieux que les autres, à cause de leur situation, vu qu'elles sont obligées d'écarter les autres pour se faire place. Il est donc bon de choisir pour opérer le sevrage le moment qui sépare l'évolution de deux groupes de dents successifs, et surtout après celle des canines, car c'est alors que les enfants ont le plus besoin d'une nourriture appropriée à leur état, d'autant plus que le sein les soulage en même temps qu'il les soutient. C'est donc vers le douzième ou le treizième mois qu'il faut procéder à cette opération délicate.

Il est bon de préparer les enfants quelque temps à l'avance, puis de sevrer tout à coup. La mère doit confier son enfant à une étrangère, et si elle n'a pas le courage de se soustraire à ses sollicitations pour reprendre le sein, elle doit l'en dégoûter en enduisant le mamelon d'une substance amère qui répugne à l'enfant. La meilleure de toutes et la plus inoffensive, c'est un peu de moutarde.

, Après que l'enfant a été sevré, il faudra faire grande attention à la nourriture qui devra consister en soupes faites avec du pain et du lait, en arrow-root, en avoine, etc. Puis on arrivera peu à peu à les faire au bouillon gras, et dès que les dents paraîtront pouvoir mâcher, on peut donner un peu de viande une fois par jour.

Si des troubles digestifs surviennent, on consultera les remèdes indiqués page 107.

Quant à la mère ou la nourrice, elle prendra pour faire passer son lait les médicaments notés page 223.

EMPOISONNEMENTS

Il est presque toujours indispensable de posséder des notions de chimie et d'histoire naturelle pour pouvoir remédier aux suites immédiates d'un empoisonnement. L'intervention du médecin sera donc toujours nécessaire. Toutefois, on trouvera ici quelques indications à la portée de tous ainsi que le choix des médicaments à donner en son absence.

La première chose à faire quand les symptômes d'un empoisonnement quelconque se déclarent, c'est de provoquer le rejet des substances toxiques. On favorisera les vomissements à l'aide de grandes quantités d'eau tiède qui aura en outre l'avantage de dissoudre les matières si elles sont toutefois solubles. On titillera la luette avec une barbe de plume ou avec l'extrémité du doigt que l'on maintiendra en place pour augmenter les vomissements. Si des selles fréquentes s'établissaient, on ne tenterait rien pour les arrêter, car ce serait se priver d'un moyen utile pour l'élimination du poison. Si ce dernier était inconnu, on ne pourrait en attendant le médecin que calmer les symptômes consécutifs, une fois le vomissement obtenu. On mettrait des cataplasmes sur le ventre, s'il y avait de violentes coliques, ou des applications d'eau froide sur le front, s'il y avait une chaleur vive à la tête ou du délire. Les matières vomies seront mises de côté, afin d'être soumises à un examen scrupuleux.

Si le poison est connu, on donnera aussitôt un contrepoison qui puisse neutraliser chimiquement l'agent toxique, afin de le rendre inoffensif. Voici le tableau succinct des moyens que l'expérience a démontré être les meilleurs.

Contre l'*Alun* : de l'eau de savon.

Contre les *Alcalis* (potasse, soude, ammoniaque, chaux) : du vinaigre ou du suc de citron étendu d'eau.

Contre l'*Alcool* (esprit de vin, eau-de-vie) : boissons mucilagineuses et ammoniaque étendu d'eau, huit gouttes pour un verre d'eau sucrée.

Contre l'*Antimoine* : une décoction étendue de noix de Galle.

Contre l'*Arsenic* : du peroxyde de fer ou de la magnésie.

Contre la *Baryte* : du sel de Glauber.

Contre la *Belladone* : du café, des affusions froides.

Contre l'*Oxalate de potasse* : de la magnésie ou de la craie.

Contre la *Jusquiame* : du café, des affusions froides.

Contre le *Laurier-cerise* : de l'ammoniaque caustique étendue d'eau, plus tard du café.

Contre le *Plomb* : du sulfate de soude.

Contre la *Noix vomique* ou *Strychnine* : du lait, une dé-coction de noix de Galle, du tannin ou du charbon animal.

Contre le *venin des poissons* : de la poussière de charbon de bois, plus tard du café.

Contre l'*Azotate d'argent* : du sel de cuisine.

Contre l'*Iode* : de l'amidon.

Contre le *Camphre* : du café, des affusions froides.

Contre le *vert-de-gris* : du blanc d'œuf et de l'eau sucrée.

Contre l'*Opium* : du café et du vinaigre, des affusions froides.

Contre le *Phosphore* : des boissons mucilagineuses (point d'huile).

Contre le *mercure* (sublimé) : du blanc d'œuf et de l'eau sucrée.

Contre l'*Acide sulfurique* : la magnésie, la craie en poudre, beaucoup de boissons mucilagineuses.

Contre les *Cantharides* : du camphre et des boissons mucilagineuses.

Contre le *Stramonium* : du café, du vinaigre, des affusions froides.

Il est rare que les poisons en général ne laissent pas de traces de leur passage, malgré l'administration des vomitifs ou des contre-poisons, car l'absorption en a presque toujours eu lieu en partie avant que des secours aient été administrés à temps. C'est alors que les médicaments homœopathiques trouveront leur place.

Gastrite et entérite.

Si ce sont les intestins et l'estomac qui sont surtout malades, on donnera *Arsenic* et *Ipecacuanha*, le dernier quand il y aura nausées constantes, renvois, vomissements, perte de l'appétit, constriction à l'épigastre.

Arsenic sera indiqué quand il y aura violentes coliques avec sensation de brûlure ou de déchirure, affaissement, diarrhées débilitantes, soif, brûlure et sentiment d'ardeur à la gorge, à l'estomac et au bas-ventre. — Il y a-t-il surtout ballonnement et endolorissement de la région de l'estomac ou du foie, donnez *Belladonna*.

Veratrum sera indiqué si la diarrhée se montre après les boissons froides et si elle est accompagnée d'angoisse, de nausées, de sueurs froides et de pâleur du visage.

Pulsatilla enlèvera les derniers malaises surtout si ce sont les matières grasses et sucrées qui sont le plus mal supportées.

Maux de tête, délire.

Observe-t-on principalement des symptômes céphaliques, maux de tête, vertiges, bourdonnements d'oreilles, troubles de la vue, il faut administrer *Belladonna*, hormis le cas où ce serait cette dernière substance qui aurait produit l'empoisonnement; on devrait alors donner *Hyoscyamus*.

Contre les symptômes morbides déterminés par *Opium*, c'est *Ipecacuanha* qui se montrera efficace; contre ceux que produit *Stramonium*, donnez *Nux vomica*; contre ceux de *Nux vomica*, administrez *Cocculus*.

Il y a-t-il surexcitation générale du système nerveux, insomnie, palpitations, angoisse, peur, c'est *Aconit, Coffea* et *Nux vomica* qui conviendront alors.

Empoisonnements métalliques.

Contre les suites des empoisonnements métalliques, on trouvera des moyens curatifs dans *Sulphur* et *Hepar sulphuris calc.*; *Opium* et *Nux vomica* sont néanmoins préférables contre les intoxications par le *plomb*. Contre les poisons alcalins, c'est *Carbo vegeteb.* qui se montre surtout efficace.

Inflammations de la bouche.

S'il y a des ulcérations ou des inflammations locales de la bouche, après certaines substances caustiques, c'est *Hepar sulph.* et *Mercur* qui conviennent surtout. Contre les autres accidents que produit l'*acide sulfurique*, c'est *Pulsatilla* qu'il faut donner.

Aux symptômes morbides chroniques produits par l'*Arsenic* répondent le mieux *Ipecacuanha* ou *Ferrum* ; à ceux de l'*Iode* : *Belladonna* ou *Arsenic* ; à ceux du *Phosphor* : *Nux vomica* ; à ceux du *Mercur* : *Hepar sulph.* et *Iod.* ; à ceux de l'*Alcool* : *Nux vomica* ; à ceux du *Camphre* : *Opium.*

Asphyxie.

Si on a à soigner une personne *asphyxiée* par la respiration d'un gaz délétère, il devient indispensable de lui donner en premier lieu de l'air pur ; on lui fera respirer du chlorure de chaux et l'on emploiera en même temps tous les moyens stimulants possibles, comme les frictions, des fustigations sur la peau de la poitrine ou des membres. Il faut souvent beaucoup de persévérance dans l'emploi de ces moyens. Contre les suites fâcheuses qui pourraient se montrer, on donnerait *Coffea* et plus tard *Opium* ou *Belladonna.*

Morsures, piqûres.

Un traitement très-énergique et très-prompt doit être appliqué aux piqûres d'insectes venimeux ou aux morsures de chiens enragés. Pour empêcher l'absorption du poison et son passage dans le sang, on appliquera une ligature sur le membre ; si, comme cela arrive presque toujours, la plaie occupe une extrémité quelconque, on la lotionnera avec de l'eau ammoniacale ; on l'exprimera avec soin, en enlevant tout ce qui peut en découler et aussi vite que possible, on desséchera les surfaces en tenant très-près d'elles un corps incandescent comme un fer rouge ou un charbon ardent. Il n'est pas indispensable de toucher directement les chairs, car dès le commencement on produit une eschare qui gêne l'efficacité du caustique. Pour protéger la peau circonvoisine, on la recouvrira d'un corps gras comme de l'huile ou de la graisse. Il est évident qu'un médecin doit être appelé le plus tôt possible, et que les moyens indiqués au commencement (ligatures, lotions ammoniacales) seront pratiquées en son absence. Contre les suites de ces empoisonnements, on pourra sans crainte donner *Arsenic ;* c'est l'antidote des *poisons animaux* et il réussit également dans tous les cas où du pus ou des sécrétions morbides spéciales ont été inoculés de l'homme à l'homme ou des animaux à l'homme.

Pour les piqûres de guêpes, abeilles, frelons, on commencera par extraire le dard de l'insecte qui reste presque toujours dans la plaie ; puis on fera des lotions avec de l'eau vinaigrée, alcoolisée ou arniquée.

APPENDICE

—⎯❦⎯—

Comment faut-il s'y prendre pour écrire à un médecin sur l'état d'un malade?

Indiquer son âge, sa profession, son tempérament (sanguin, colérique, phlegmatique, etc.), voyez page 11; — son caractère (gai, vif, triste, soucieux, etc), modifié ou non par la maladie; — sa constitution (forte ou faible).

Remonter aux antécédents : — Quelles ont été les maladies prédominantes dans sa famille? — Quelles ont été celles dont il a été atteint avant la dernière pour laquelle on consulte? — Ont-elles été complètement guéries ou non?

Quels sont les symptômes les plus saillants de la maladie actuelle?

Les décrire en adoptant un ordre régulier.

Commencer par l'organe qui paraît le premier et le plus souffrant, pour parler ensuite des irradiations secondaires produites soit sur d'autres organes, soit sur la santé générale.

Dans la description des symptômes qui se rapportent à l'organe malade, noter s'il y a de la *douleur*, quels sont ses caractères (douleur lancinante, térébrante, sourde, etc.); — ses exacerbations ou aggravations (le matin, l'après-midi, le soir ou la nuit).

S'il y a des *sécrétions morbides*, indiquer leur nature. (Exemple : crachats: consistance, couleur, abondance, etc.). — Selles : liquides, solides ; — aqueuses, glaireuses, sanguinolentes, sèches, etc. — Urines : abondantes, claires, troubles, laiteuses, rouges, etc. — Sueurs : acides, alcalines, fétides, etc.

S'il y a de la *fièvre*, noter à quels moments elle se produit (matin, journée, soir); quels sont ses caractères (frissons, chaleur, sueur); lesquels prédominent de ces trois stades.

Pour l'*état des forces*, indiquer avec soin si elles diminuent après tel ou tel phénomène spécial, par exemple, pendant les digestions. — Quelle est leur expression générale.

Pour le *sommeil;* est-il ou n'est-il pas troublé, interrompu par des rêves, etc.? Repose-t-il le malade, etc., etc. ?

Ce cadre étant général, il n'est pas possible d'y préciser toutes les questions relatives à chaque maladie en particulier; nous avons simplement voulu indiquer la *marche* à suivre quand on veut mettre un médecin au courant de l'état d'un malade qu'il n'a jamais vu.

Comment les chambres des malades doivent-elles être disposées ?

L'une des premières conditions que doit offrir une chambre de malades, c'est une *aération suffisante*. L'homme fait en moyenne de sept cents à mille aspirations dans chaque heure. Que l'on juge par là du volume d'air sain qu'il absorbe et de la masse qu'il rend, et qui vicie nécessairement la première, si elle ne se trouve pas dans des conditions suffisantes de renouvellement. Sans doute une certaine ventilation s'opère par les cheminées, le bas des portes, des fenêtres ; mais elle est incomplète, et, comme les miasmes se dégagent suivant des zones horizontales et ne gagnent pas comme on le croyait les parties supérieures, il devient évident que les chambres où couchent les malades doivent être aérées *largement* chaque matin. — Si l'on craint les causes de refroidissement le mieux est d'entourer le lit de rideaux qu'on puisse fermer à volonté afin de permettre à l'air frais du dehors de circuler librement tout autour. Il est donc indispensable d'ouvrir chaque matin portes et fenêtres pendant quelques minutes pour renouveler les couches d'air respirable.

L'*exposition* de la chambre des malades n'est pas non plus indifférente. Autant que possible, on recherchera celle qui est au midi.

L'insolation est nécessaire à l'homme comme aux plantes : l'exposition du corps au soleil en même temps qu'elle assure la nutrition de nos organes, hâte leur développement et contribue, dans l'état de maladie, à leur rétablissement rapide. Joignez à cela l'influence vivifiante de la lumière et de la chaleur qui pompent l'humidité et assainissent les localités où elles pénètrent et vous aurez des raisons suffisantes pour rechercher les emplacements largement *insolés* de préférence à ceux qui sont abrités.

La *température* de la chambre des malades doit être aussi uniforme que possible et ne pas dépasser vingt degrés centigrades. A cette question se rattache nécessairement celle des *moyens de chauffage* employés dans la mauvaise saison.

L'*air chaud* qui est produit dans un calorifère ou par la vapeur d'eau qui circule dans des tuyaux traversant la chambre est un mauvais calorique. Il dessèche les appartements en absorbant beaucoup d'eau qu'il enlève aussi à nos organes. Il faut dans ce cas avoir soin de vaporiser une certaine quantité d'eau dans la chambre chauffée ainsi. On disposera donc sur un meuble un vase quelconque plutôt aplati qu'élevé plein d'eau froide.

Le chauffage au *coke* est malsain. Ce combustible dégage en grande quantité des gaz délétères qui peuvent vicier l'air que respirent les malades. Il faut donc que le tirage des cheminées soit aussi parfait que possible pour qu'on puisse brûler du coke.

Il en est de même pour la *houille* qui a en outre l'inconvénient de répandre dans l'air des particules charbonneuses solides.

Le meilleur mode de chauffage d'une chambre de malades est donc celui qui consiste à se servir de *bois*. Indépendamment de la facilité de modérer et de renouveler les sources du calorique, le chauffage au bois a l'avantage de procurer une chaleur douce, humide, vivifiante par la nature même du combustible.

Quant aux *lits* destinés aux malades, ils doivent être tels qu'au besoin les excrétions et les sécrétions ne puissent pas les altérer ; ils doivent donc être suffisamment *garnis*. — Les matelas seront en crin et non en laine ou en plumes ; les édredons, les coussins de plumes seront soigneusement évités et remplacés par des couvertures de laine et des rouleaux de crin. D'ailleurs c'est une erreur de croire que les malades doivent être couverts à l'excès, ces moyens favorisant la transpiration exagérée et la stagnation des liquides formés.

Quant aux autres dispositions spéciales, elles doivent être abandonnées à la sagesse et à l'expérience du médecin traitant.

Si nous avons insisté sur ces détails en apparence inutiles, c'est que nous sommes convaincu qu'ils contribuent pour une large part au succès de la médication entreprise.

TABLE DES MATIÈRES

C

D

E

F

G

R

S

CPSIA information can be obtained
at www.ICGtesting.com
Printed in the USA
BVHW04*1417200918
528044BV00007B/147/P

9 780332 739410